Eva-Maria Reyher

Diagnose Krebs
und dann …?

Gott antwortet – allerdings ganz anders, als ich erwartet habe!

Manuela Kinzel Verlag

Impressum:

Manuela Kinzel Verlag
73037 Göppingen * 06844 Dessau
Tel. 07165 / 929 399

info@manuela-kinzel-verlag.de
www.manuela-kinzel-verlag.de

Bildrechte:
Bild auf dem Buchumschlag: Sandown Beach, Isle of Wight, England
(Foto: Autorin, August 2014)

1. Auflage 2017

ISBN 978-3-95544-080-0

Dieses Buch ist meinem Mann

und meinen drei Kindern

gewidmet,

die mich in der schweren Zeit

so wunderbar unterstützt haben.

Gott spricht durch den Propheten Jesaja zum König Hiskia:

Ich habe dein Gebet gehört

und deine Tränen gesehen.

Siehe, ich will dich gesund machen.

2. Könige 20 Vers 5b

Inhaltsverzeichnis

Prolog

August 2014 – endlich Sommerferien. Wir fliegen mit der ganzen Familie nach England und ich freue mich, dass ich ihnen endlich meine „alte Heimat“, die Isle of Wight, zeigen kann. Ich bin ja so aufgeregt und obwohl ich vom gerade zu Ende gegangenen Schuljahr noch total ausgelaugt bin, gibt mir die Freude doch einen großen Antrieb bei den Vorbereitungen.

Eigentlich hasse ich das Kofferpacken für fünf Personen, aber dieses Mal ist sowieso alles anders, denn es wird nicht der Kofferraum bis zur Decke vollgepackt, sondern alles muss so verstaut sein, dass wir unsere Reise mit öffentlichen Verkehrsmitteln antreten können. Was für eine Herausforderung!

Wer nimmt welches Gepäckstück, wie groß und schwer darf alles sein – Fragen, die es zu bedenken gibt, denn schließlich wollen wir ja fliegen.

Als es losgeht, sind wir alle ganz aufgeregt. Zuerst fahren wir mit dem Zug zum Flughafen – inklusive Umsteigen versteht sich – und von dort geht es mit dem Flugzeug nach London. Für die Kinder ist es der erste

Flug und sie sind fasziniert, wenn auch zwischendrin mal ein bisschen ängstlich.

In London lernen wir zuerst, was es bedeutet, Schlange zu stehen, denn allein für die Passkontrolle müssen wir uns in den Menschenmassen Schritt für Schritt zwischen den gespannten Bändern durchschlängeln. Es ist schon Abend geworden und wir sind müde. Trotzdem müssen wir noch mit der U-Bahn quer durch London zu unserer Ferienwohnung und das Gepäck muss auch mit.

Als wir endlich dort angekommen sind, fallen wir müde ins Bett.

Die nächsten vier Tage verbringen wir in London. Wir sehen und bestaunen viel, stehen oft in langen Schlangen, aber es lohnt sich. Ich bin die ganze Zeit sehr angespannt und halte meine Kinder im Auge, um ja keines von ihnen zu verlieren. Als wir dann endlich mit erneut gepackten Koffern im Zug nach Portsmouth sitzen, atme ich auf und fange an, mich etwas zu entspannen. Jetzt geht es ja endlich in meine „alte Heimat" auf die Isle of Wight.

Bereits auf der Fähre treffen wir unseren Gastgeber, einen Freund aus meiner Zeit auf der Insel, und am Ende des langen Piers wartet schon seine Frau, so dass sie uns alle – wir sind schließlich fünf Personen mit Gepäck(!) – zu sich nach Hause transportieren können.

Wie schön, meine Freunde, ihre jetzt erwachsenen Kinder und auch Menschen aus der Gemeinde wieder zu treffen! Die Landschaft ist herrlich, der Strand und die Klippen nicht weit und die sanften grünen Wiesen und Hügel im Inneren der Insel strahlen so viel Ruhe und Frieden aus. Ja, genau das brauche ich jetzt!

Wir verbringen die Tage meist an „meinem Strand". Dieser war auch nur fünf Minuten von meiner früheren Unterkunft entfernt und dort habe ich schon damals oft Zeit verbracht. Meine Freunde haben dort eine Strandhütte, die alles bietet, was man sich so am Strand wünscht. Wir brauchen nur den Schlüssel mitzunehmen und dürfen einfach genießen.

Jeden zweiten Tag gehe ich morgens eine Stunde Sport treiben und laufe fast die ganze riesige Bucht entlang, teils oben auf den Klippen, teils unten am Strand. Dann drehe ich wieder um, denn ich möchte meine Familie nicht so lange warten lassen.

In dieser Zeit bin ich allein und kann so richtig ausgiebig mit Gott reden. Mein Herz wird ganz weit, wenn ich zum Horizont schaue, wenn die Sonne hier an der Ostküste der Insel schon aufgegangen ist und das Meer so riesig und unendlich scheint. Welch eine Weite, Größe und Unendlichkeit!

An einem Morgen ist das Wetter sehr gemischt. Sonne, Wolken und Regentropfen wechseln sich ab. Der Wind braust mir um die Ohren, so dass ich nichts anderes höre. Ich schaue auf das Meer und mir kommt der Vers aus der Bibel in den Sinn, der sagt, dass Gott unsere Schuld im Meer versenkt, dort, wo es am tiefsten ist. (Micha 7 Vers 19: *Er wird sich wieder erbarmen, unsere Schuld unter die Füße treten und alle unsere Sünden in die Tiefen des Meeres werfen.*)[1] Da werde ich ganz neu dankbar und starre lange auf das Wasser und die Wellen. Als ich weiterjogge, beginne ich mir die Frage zu stellen, ob ich denn in den letzten Jahren im Glauben gewachsen sei. Plötzlich wird mir schmerzlich bewusst, dass dies nicht der Fall war und nicht nur der Wind treibt mir Tränen in die Augen. Ich bin total niedergeschmettert und beginne zu beten. Ich bitte Gott ganz eindringlich, mir zu helfen, im Glauben zu wachsen, mehr zu begreifen, mehr zu verstehen, um was es wirklich geht, was im Leben wirklich wichtig ist, was die Bibel sagt und was ER ganz konkret für mein Leben will. Mein Gebet geht noch weiter und ich bitte Gott

---

[1] *Die Bibel,* nach der Übersetzung Martin Luthers in der revidierten Fassung von 1984.

auch, mir zu zeigen, ob die christliche Gemeinde, in die wir seit 13 Jahren gehen, weiterhin unsere Gemeinde sein soll oder ob ER uns woanders haben möchte. Woanders – weg von vielen meiner Freunde und Geschwister vor Ort – das kann ich mir zwar gar nicht vorstellen, aber trotzdem spreche ich diese Bitte an Gott aus.

Kurz danach erreiche ich den Punkt am Ende der Bucht, an dem ich immer umdrehe. Als ich wieder in die andere Richtung blicke, steht da in den Wolken ein riesiger Regenbogen in ganz kräftigen Farben. Ich schaue wie gebannt in die Wolken und denke voller Staunen: *Gott, wie bist Du treu, Du bist da, Du nimmst mich ernst, Du hörst mich, ich bin gespannt auf das, was Du tun wirst!*

Und was dann in meinem Leben geschieht, ist so ganz anders, als ich es an diesem Morgen am Strand erwarte.

1. Der Tag, der mein Leben veränderte

Es ist Montag, der 15. Dezember 2014, nachmittags gegen 15.30 Uhr. Ich sitze gerade im Esszimmer und schaue meiner Tochter, die ihre Hausaufgaben für die dritte Klasse erledigt, über die Schulter. Das Telefon klingelt. Als ich abhebe, begreife ich zunächst nicht, wer am anderen Ende der Leitung ist, doch langsam dämmert es mir. Es ist der Oberarzt aus der Klinik, bei dem ich am Freitag zuvor bei der Biopsie[2] war. Er vergewissert sich, dass er auch mit mir spricht, und teilt mir mit, dass beide Knoten in meiner Brust bösartiges Gewebe seien und dass ich so schnell wie möglich operiert werden solle, am besten gleich am Donnerstag in die Klinik und am Freitag dann die Operation.

Ich bin völlig perplex, versuche vergeblich meine Gedanken zu sammeln und schließlich gelingt es mir, ihn um einen Gesprächstermin gemeinsam mit meinem Mann zu bitten, den er uns dann für Mittwoch in Aussicht stellt. Das letzte, was ich am Telefon noch sagen kann, ist: „Na, dann setzen Sie mich halt mal für Freitag auf den OP-Plan."

---

[2] Gewebsentnahme

Als ich den Hörer auflege, schießt es mir durch den Kopf: „Krebs – ich – das kann doch nicht sein, Gott, das kann doch nicht sein!“

Meine Tochter, die noch am Tisch sitzt, schaut mich ganz entgeistert an. Doch ich lasse sie einfach sitzen und renne in den Keller. Dort beginnen dann die Tränen zu fließen und ich kann nur noch schluchzen. Meinen Kindern kann ich das jetzt wirklich nicht sagen. Also verstecke ich mich. Vom Keller aus rufe ich meinen Mann an und bitte ihn, seinen Unterrichtsraum kurz zu verlassen, damit ich ihm die furchtbare Nachricht sagen kann. Er ist völlig sprachlos und schockiert, hatten wir Gott doch um positive Untersuchungsergebnisse gebeten. Wir hatten auch niemand sonst beunruhigen wollen, besonders niemand aus unseren Familien, war doch erst viereinhalb Jahre vorher mein Vater an Krebs gestorben und auch meine Schwiegermutter vor dreizehn Jahren, im Alter von nur 61 Jahren. Was Krebs bedeutet, wissen wir daher nur zu gut. Auch meine Oma starb an Krebs, ebenso wie meine Tante mit nur 34 Jahren. Ihre noch sehr kleinen Kinder mussten dann ohne ihre Mutter aufwachsen.

Krebs – also in allen Fällen in unserer Familie bisher immer mit tödlichem Ausgang!

Auf die Frage unserer Kinder, an was denn Oma und Opa gestorben seien, hatten wir stets ganz unbedarft das Wort *Krebs* benutzt. Und jetzt soll ich meinen Kindern sagen, dass ich selber diese Krankheit habe – das kann ich nicht, das bringe ich nicht übers Herz, das zerreißt mich fast.

Als ich mich wieder etwas gefangen habe, die Tränenspuren sind immer noch sichtbar, gehe ich wieder nach oben und versuche mich einfach zusammenzureißen. Gott sei Dank fragen die Kinder nicht und ich erwarte sehnsüchtig die Heimkehr meines Mannes und dass die Kinder im Bett sind, damit wir endlich miteinander reden können. Wir sind beide völlig erschüttert. An diesem Abend findet die Weihnachtsfeier unseres Hauskreises bei uns statt. Wir sagen es einfach nicht ab, da wir völlig durcheinander sind. Als wir dann um den Couchtisch mit dem Weihnachtsgebäck sitzen, bricht es aus mir heraus. Die Tränen fließen ungehemmt und ich sage den anderen schluchzend, dass ich Krebs habe. Alle sind total schockiert. Doch es tut irgendwie gut, nicht alleine zu sein. Wie gut, dass die anderen beten können, wo uns einfach die Worte fehlen.

Sehr spät gehen wir schließlich zu Bett. Es gelingt mir fast die ganze Nacht nicht, einzuschlafen, da meine Gedanken unaufhörlich kreisen und ich keine Ruhe finde.

2. Tag eins nach der Diagnose

Am Dienstag stehe ich zur gewohnten Zeit auf und gehe zur ersten Stunde in die Schule. Meine 10. Klasse schreibt eine Englischarbeit. Ich habe diese entworfen und die Schüler haben dafür gelernt, also soll sie auch stattfinden. Während die Schüler schreiben und Stille im Klassenzimmer herrscht, kreisen wieder meine Gedanken. Ich schaue meine Schüler an und denke: „Wenn ihr wüsstet, dass ich heute meine letzte Stunde bei euch halte!“

Am Ende der Stunde sammle ich wie gewohnt die Arbeiten ein und zähle sie nach. Danach lese ich ihnen noch ein lustiges deutsch-englisches Weihnachtsgedicht vor. Die Schüler lachen. Mir ist gar nicht nach Lachen zumute, doch es gelingt mir, mich zusammenzureißen. Am Ende wünsche ich den Schülern noch „Merry Christmas and a Happy New Year“, muss dabei ziemlich schlucken und die Schüler verlassen fröhlich den Raum.

In der darauffolgenden großen Pause haste ich ins Lehrerzimmer und von dort ins Büro meines Chefs, bei dem ich mir am Tag zuvor noch vor 16 Uhr über die Sekretärin einen Termin reserviert habe.

Ich darf mich setzen und sage mit kurzen Worten, dass ich schwer krank sei, dass es sich um Krebs handle. Ich bitte ihn, mich nach den folgenden beiden Stunden vom Unterricht freizustellen. Er ist sehr betroffen und ich spüre, wie sehr er mich schätzt. Begleitet von seinen besten Wünschen verlasse ich sein Büro.

Natürlich bin ich nun schon zu spät für meine Abiturienten. Sie wollen sich gerade auf die Suche nach mir machen, als ich ins Zimmer stürme. Wie ich die folgende Doppelstunde unterrichte, ist mir heute noch ein Rätsel. Es gelingt mir allerdings, meine Schüler noch auf tagespolitisch aktuelle Bezüge des Schwerpunktthemas im Abitur hinzuweisen und ihnen viele wichtige Tipps für die Abiturvorbereitung zu geben. Sie schauen mich nur ganz groß an, als ich ihnen aufzähle und einschärfe, auf was sie alles achten sollen. Sie ahnen natürlich nicht, dass ich sie vor den Prüfungen nicht mehr unterrichten werde. Am Ende der Stunde wünsche ich auch ihnen frohe Weihnachten, schöne Ferien und alles erdenklich Gute für das kommende Jahr mit den anstehenden Prüfungen. Bei den letzten Worten versagt mir fast die Stimme. Einige Schüler schauen mich erstaunt an, zögern einen Moment und verlassen dann das Klassenzimmer.

Nachmittags haste ich in die Stadt. Ich möchte noch letzte Weihnachtseinkäufe erledigen und auch kleine Geschenke für die Kinder kaufen, wenn sie mich in der Klinik besuchen kommen. Wie eine Getriebene renne ich von Geschäft zu Geschäft.

Als ich abends alleine mit den Kindern zu Abend esse, sind diese sehr fröhlich und ausgelassen. Ich beobachte sie und es zerreißt mir fast das Herz. Am folgenden Tag will meine Mutter anreisen, um bis zu den Ferien bei den Kindern zu sein, da mein Mann arbeiten muss. Sie werden sicher fragen, warum die Oma kommt. Also muss ich es ihnen jetzt sagen.

Schweren Herzens bitte ich schließlich meine Kinder, mir zuzuhören. Ich hätte ihnen etwas Wichtiges und Trauriges mitzuteilen. So sage ich ihnen, dass ich am Donnerstag ins Krankenhaus müsse, da zwei harte Stellen in meiner Brust entfernt werden müssten. Mir ist klar, dass ich das Wort *Krebs* in den Mund nehmen muss, falls sie mich gezielt danach fragen. Aber sie tun es nicht. Ihre Reaktion ist allerdings sehr heftig. Die Großen wollen wissen, ob ich Weihnachten wieder zu Hause sei. Dies kann ich ihnen nicht zusichern. Daraufhin äußert mein Ältester, 11 Jahre alt: „Wenn du nicht da bist, dann will ich auch keine Geschenke.“ Sie weinen und sind völlig verstört. So versuche ich ihnen zu vermitteln, dass wir in Gottes Hand sind, dass er unser himmlischer Vater ist und für uns sorgen wird. Schließlich beruhigen sich die beiden Großen und ich hoffe, dass sie einschlafen können. Meine Jüngste, 5 Jahre alt, hört allerdings gar nicht mehr auf, laut zu weinen. Ich bin völlig ratlos. Für sie ist es am Schlimmsten, dass sie ihre Mama nicht bei sich haben wird. Da fällt mir ein, wir könnten ja an ihrem Adventskalender weiterbasteln und die Bilder aufkleben. Darauf geht sie ein und endlich beruhigt sie sich, so dass ich sie zu Bett bringen kann.

Anschließend erledige ich, immer noch rastlos, dies und das und warte sehnsüchtig, bis mein Mann von der Arbeit nach Hause kommt.

Auch in der folgenden Nacht finde ich kaum Schlaf.

Bin ich denn im falschen Film? Ist der Albtraum nicht bald zu Ende und ich wache auf?

3. Endlich mehr Informationen

Der Mittwoch bricht an. Ich stehe wie gewohnt auf und wir versorgen die Kinder, bevor diese in die Schule und den Kindergarten gehen.

Um 8 Uhr soll ich ja in der Klinik anrufen und nach der Uhrzeit für das Gespräch mit dem Oberarzt fragen. Mir wird ein Termin am Vormittag mitgeteilt und mein Mann und ich machen uns auf den Weg. Wir sind sehr angespannt und haben die letzten beiden Tage viel miteinander geredet, gebetet und geweint.

Als wir dem Arzt gegenüber sitzen, teilt er uns mit, dass er selber gleich noch am Freitag operieren wolle. Sonst zöge es sich über die Weihnachtsfeiertage bis in den Januar hinein und schließlich sei hier Eile geboten, denn die beiden Knoten seien doch sehr schnell gewachsen. Er habe vor, meine Brust zu erhalten. Was danach käme, könne erst entschieden werden, wenn man das entnommene Krebsgewebe und auch mich selbst genau untersucht habe. Am Freitag stünde ich als erste Patientin auf dem OP-Plan und der Donnerstag davor sei wichtig für die ganzen Voruntersuchungen.

Auch wenn wir beide schlucken müssen, sind wir dennoch sehr froh über diese detaillierteren Informationen und die Möglichkeit, Fragen zu stellen. Von meiner Frauenärztin, die schon mit diesem Oberarzt zusammengearbeitet hat, habe ich erfahren, dass dieser sehr sorgfältig und gründlich sein soll. Was bleibt mir also übrig, als mich bei ihm unters Messer zu legen?

Um die Mittagszeit reist meine Mutter an und ich bin sehr froh, die Kinder die letzten beiden Schultage vor den Ferien versorgt zu wissen. Am Nachmittag führe ich noch ein fast 90 minütiges Gespräch mit einer Schülermutter über ihr Kind. Ich bringe es nicht fertig, dieses abzusagen, will ich doch meine Arbeit gewissenhaft tun, solange es möglich ist. Wie in Trance gebe ich die Informationen weiter und bemühe mich, konzentriert bei der Sache zu sein.

Als die Kinder im Bett sind, packe ich meine Kliniktasche. Immer wieder fließen Tränen. Ich packe viel zu viel ein, damit mein Mann möglichst wenig Stress hat, mir noch Sachen nachzubringen. Danach verstaue ich noch all die uneingepackten Weihnachtsgeschenke in große Tüten und beschrifte sie sorgfältig, damit sie dann noch eingepackt werden können. Auch die beiden Kindergeburtstage Anfang des neuen Jahres bereite ich so vor. Mir blutet das Herz, wenn ich an meine Kinder denke, weiß ich doch überhaupt nicht, wie es weitergehen soll.

Am Donnerstag verabschiede ich mich mit Tränen von den Kindern und umarme sie ganz fest. Es zerreißt mich beinahe.

In der Klinik sitze ich dann einer Frau gegenüber und warte. Ich habe sie schon beim Warten auf die Biopsie gesehen. Ihr Mann hat ganz verweinte Augen. Mein Mann deponiert meine Tasche schon in meinem Zimmer, doch bis ich dort ankomme, werden noch etliche Stunden mit Arztgesprächen und Untersuchungen vergehen. Ich muss oft weiter und immer wieder warten. Die Zeit nutze ich und schreibe kurze Weihnachtskarten, jeweils nur mit Gruß, Foto und kurzer Info zur Situation.

Ich bekomme einen Plan der Stationen, die ich „abklappern" muss. Immer wieder muss ich schildern, wie ich den Knoten getastet habe und immer wieder wird mir die Frage gestellt, ob ich Töchter habe. Diese Frage ist so furchtbar für mich und schmerzt noch mehr als die ganze noch unrealisierte Situation. Nur mühsam bringe ich jedes Mal „ja, zwei" hervor. Nach dem Aufklärungsgespräch über die Risiken der Operation bin ich total fertig. Die Art und Weise, der Tonfall und schließlich das „unterschreiben Sie hier – wenn Sie nicht unterschreiben, operieren wir Sie nicht“ geben mir fast den Rest.

Am liebsten würde ich meine Sachen packen und nach Hause gehen. Das ist doch alles gar nicht wahr, das kann doch nicht sein!

Als ich leicht radioaktive Substanzen in die Brust gespritzt bekomme, um die Wächterlymphknoten darstellen zu können, muss ich wieder weinen. Die Dame hier ist aber sehr lieb und einfühlsam. Das tut mir gut.

Am späten Nachmittag habe ich alle Stationen hinter mich gebracht. Ich erreiche mein Zimmer. Meine Bettnachbarin B. hat die OP schon am Mittwoch durchgemacht. Ich packe aus und wir kommen ein wenig ins Gespräch. Später lerne ich ihren Mann kennen und im Gespräch merke ich, dass es ihm genauso wie meinem Mann geht.

Abends klärt mich die Schwester noch auf, wie es am nächsten Morgen abläuft, legt meine OP-Kleidung bereit und wünscht eine gute Nacht. Ich bin total müde doch viel zu durcheinander, um Ruhe zu finden. Die Gedanken rasen. So unterhalte ich mich mit B. Wir finden uns gleich sympathisch und sie bietet mir an, ich dürfe sie wecken, wenn ich Redebedarf hätte und nicht schlafen könne.

Letzteres versuche ich zunächst, doch vergeblich. Schließlich beginne ich meinem Mann einen Brief zu schreiben und auch einige Gedanken, die mir durch den Kopf gehen, zu Papier zu bringen. Irgendwie kommt mir das Adventslied *Macht hoch die Tür* aus meiner Kindheit in den Sinn, allerdings nur die eine Zeile: „All unsre Not zum End er bringt …“ Was dann folgt, „derhalben jauchzt, mit Freuden singt“, kann ich nicht aussprechen.

B. wacht auf und wir reden, bis uns die Schwester zum Schlafen auffordert. Baldrian nützt bei mir jedoch gar nichts.

„Alle eure Sorge werft auf ihn, denn er sorgt für Euch“ (1. Petrus 5 Vers 7) – so heißt der Bibelvers aus den Tageslosungen für den vergangenen Tag.

Der dazugehörige Liedvers lautet: „… ER will die Last ja tragen, mit ihm wirst Du es wagen, so wird dein Leid Gewinn.“[3] Das ist gar nicht so einfach im Leben umzusetzen!

---

[3] Helene Marx in *Die Losungen der Herrnhuter Brüdergemeine für das Jahr 2014*, 284. Ausgabe, 18. Dezember 2014

4. Unters Messer und dann?

Pünktlich um halb acht sitze ich, gerichtet im OP-Hemd und mit grüner OP-Haube, in meinem Bett und warte darauf, dass mich die Schwester zur OP abholt.

Gott sei Dank erfahre ich von B. ein bisschen, was jetzt wohl auf mich zukommen wird.

In der vergangenen Nacht habe ich auch in der Leseprobe des Buches von Max Lucado, „Du wirst es schaffen", gelesen und mir ein paar Stellen markiert. Hier ging es um Josef, Jakobs Sohn aus dem Alten Testament, der auch durch schwere Zeiten hindurchmusste. Die folgenden Textstellen sprechen mich sehr an:

Gott ist der Meisterweber und Baumeister. Er hat Josefs Geschichte zum Guten gewendet. Glauben Sie nicht, dass er auch Ihre Geschichte zum Guten wenden kann?[4]

Ich will es noch einmal ganz deutlich sagen: Sie sind der Josef Ihrer Generation. Sie sind eine Bedrohung für Satans Pläne. Sie tragen etwas von Gott in sich, etwas

---

[4] Max Lucado, *Du wirst es schaffen*, Leseprobe Gerth Medien S. 9.

Edles und Heiliges, etwas, das diese Welt braucht – Weisheit, Güte, Gnade, Begabung. Wenn es Satan gelingt, Sie kaltzustellen, kann er den positiven Einfluss unterdrücken, den Sie sonst haben.[5]

Was Gott wohl vorhat? Hat das eventuell mit unserer Gemeindesituation zu tun?

Die Schwester ist immer noch nicht da. Ich denke nochmal an den Vers in der vergangenen Nacht:

Wenn du durchs Wasser gehst, will ich bei dir sein, dass dich die Ströme nicht ersäufen sollen; und wenn du ins Feuer gehst, sollst du nicht brennen, und die Flamme soll dich nicht versengen.[6]

Ich lese nochmal ein paar markierte Stellen bei Max Lucado und finde einen Anker, der mich innerlich hält:

Sie sind ein Kind Gottes. Er hat Sie gesehen, Sie erwählt und Sie an einen bestimmten Punkt gestellt. „Nicht ihr habt mich erwählt, sondern ich habe euch

---

[5] s.o., S. 11.

[6] *Die Bibel* nach der Übersetzung Martin Luthers in der revidierten Fassung von 1984, Jesaja 43, 2.

erwählt“[7]. *In allererster Linie sind Sie [nicht Lehrerin]*[8], *sondern Gottes Kind […] Sie sind* ***für immer*** *sein Kind.*[9]

Ihnen bleibt immer noch Ihre Bestimmung.[10]

Und schließlich das ganz Entscheidende:

Was habe ich, das ich nicht verlieren kann? Moment mal. Ich bin immer noch ein Kind Gottes.[11]

Nun kommt endlich die Schwester und es geht los.

Es geht vier Etagen nach unten und dann in die OP-Schleuse. Als ich dort durchgeschoben werde, traue ich meinen Augen nicht. Da steht doch tatsächlich meine Freundin, die selbst Ärztin ist, und wartet am Bett ihres Sohnes. Ich rufe ihr ein kurzes „Hallo“ zu und sehe, wie sie meinem Bett hinterherrennt. So kann ich ihr noch kurz sagen, was los ist.

Ich werde umgebettet und für die OP vorbereitet. Irgendwie komme ich mir vor wie ein Stück Fleisch. Ich sehe viel Edelmetall, Leute in grüner Kleidung und

---

[7] *Die Bibel* s.o., Johannes 15, 16.
[8] Anmerkung der Autorin
[9] Max Lucado s.o., S. 16/17.
[10] s.o., S. 18.
[11] s.o., S. 19.

werde durch ein Labyrinth von Gängen geschoben, bis ich vor dem OP-Saal mit der richtigen Nummer ankomme.

Als schließlich die Infusionen in mich reinlaufen und ich die Atemmaske auf das Gesicht bekomme, kann ich nur noch an die Decke starren und habe einen einzigen Gedanken: Ich bin ein Kind Gottes!

Alles andere, Beruf, Karriere, Ansehen, Besitz, Pläne, ist jetzt völlig zweitrangig und bedeutungslos. Ich klammere mich einzig und allein daran, dass ich Gottes Kind bin, bevor die Wirkung der Narkose einsetzt.

Als ich wieder aufwache, sind fast drei Stunden vergangen. Ich traue meinen Augen kaum, als ich bemerke, dass der Sohn meiner Freundin im Bett nebenan schläft und sie bei ihm am Bett steht. Wie gut das tut, ein vertrautes Gesicht zu sehen. Bis ihr Sohn aufwacht, kann ich mit ihr ein wenig reden, sie liest meine Krankenakte und ich werde ganz lieb vom Anästhesisten und dem Pflegepersonal umsorgt. Da mir sehr kalt ist und mein Kreislauf schwächelt, wird mein Bett zusätzlich gewärmt und ich schlafe nochmals für zwei Stunden ein. Das tut so gut, nach einer Woche, in der ich fast keinen Schlaf gefunden habe.

Was ich allerdings nicht weiß, ist, dass mein Mann oben auf Station vergeblich auf mich wartet und keine Ahnung hat, warum es so lange dauert. Schließlich muss er ohne eine Nachricht gehen, da die Arbeit ruft. Doch Gott hat hier so toll gesorgt, denn meine Freundin, die beim Aufwachen bei mir war, ruft ihn noch vor der Arbeit an und informiert ihn. Als ich das später erfahre, bin ich sehr dankbar.

Wieder auf Station döse ich den Rest des Tages so vor mich hin und bekomme Schmerzmittel. Als mein Operateur nach mir schaut, klappt mir total der Kreislauf zusammen und er muss mich erst mal auffangen.

Ich habe großen Hunger und bekomme nur so halb mit, dass B. unerwartet schon nach Hause darf. Irgendwann steht dann mal etwas zu Essen neben meinem Bett und daneben liegt noch weiteres Obst und Gebäck. B. hat mir wohl alles, was sie noch an Vorräten hatte, auf den Nachttisch gelegt. Völlig heißhungrig esse ich alles auf. Danach fühle ich mich etwas besser.

Ich erfahre, dass die OP gut verlaufen ist, und die Wächterlymphknoten im Schnellschnitt in Ordnung waren. Endlich mal eine gute Nachricht!

Am nächsten Tag kommen mein Mann und meine Kinder zu Besuch. Ich merke, wie die Kinder das alles erst einmal verkraften müssen. Gemeinsam hoffen und beten wir, dass ich bis Weihnachten nach Hause kann und alle weiteren Untersuchungen bis dahin abgeschlossen sein werden.

Die Kinder suchen meine Nähe, die Mädchen wollen am liebsten kuscheln und mein Sohn kommt mit seinem Kopf ganz nah ran und sagt mit einem Glanz in den Augen: „Mama, es wird alles gut."

Als sie nach Hause sollen, will meine Jüngste gar nicht weg und bei mir in der Klinik bleiben.

Den Kindern Mut zuzusprechen und dabei selbst nicht zu wissen, was kommt, das ist eine riesige Herausforderung!

Abends besuchen mich gleichzeitig noch einige Geschwister aus der Gemeinde und stehen um mein Bett. Da ich nun alleine im Zimmer bin, ist es kein Problem. Sie beten ganz konkret für mich und sprechen mir den Segen Gottes zu. Alle sind sehr bewegt, da sie mit für eine andere Diagnose gebetet hatten.

Am Montag und Dienstag, 22. und 23. Dezember, habe ich dann noch viele Untersuchungen, die alle sehr gute Ergebnisse zeigen. Langsam fasse ich wieder Mut und in mir wächst die Hoffnung, keine Chemotherapie zu brauchen. Ich flehe Gott ganz konkret an, dass mir das erspart bleiben möge.

Am späteren Dienstagnachmittag bringt mir dann der Stationsarzt meine Entlasspapiere und teilt mir mit, es sehe alles sehr gut aus. Ich solle jetzt über Weihnachten erst mal entspannen und die Tumorkonferenz im Januar würde dann alle weiteren Schritte entscheiden.

Voller Freude rufe ich meinen Mann an. Da er nicht gleich kommen kann und noch eine Probe für Weihnachten zu leiten hat, packe ich schon mal langsam meine Sachen zusammen. B. kommt mich besuchen und ich freue mich.

Wir sitzen gerade zusammen auf meinem Bett, als mein Operateur hereinkommt. Er teilt mir mit, ein Wächterlymphknoten sei bei der genauen Biopsie doch nicht in Ordnung gewesen und er müsse mich nochmal operieren, um mindestens zehn bis zwölf Lymphknoten zu entnehmen und untersuchen zu können. Außerdem solle bei der Operation auch gleich der Port[12] für die Chemotherapie gesetzt werden.

---

[12] Ein Port wird im Schlüsselbeinbereich unter die Haut eingepflanzt und kann für Infusionen durch die Haut angestochen werden. Das schont die Venen im Arm.

Ich glaube, ich höre nicht richtig. Das ist ja wie ein Schlag auf den Kopf. Alle Hoffnung dahin. Die Tränen laufen nur so über mein Gesicht. Ich verstehe gar nichts mehr, auch Gott nicht.

B. sitzt die ganze Zeit neben mir auf dem Bett und drückt meine Hand. Immer wieder sagt sie: „Wir stehen das durch, wir stehen das zusammen durch." Wo sie diese Zuversicht nur hernimmt? Ich habe keine mehr.

Als ich dann alleine bin, bin ich wie benommen. Ich störe meinen Mann bei seiner Probe und bitte ihn, nicht mit den Kindern zu kommen. Sie würden sich doch so auf mich freuen und ich könnte gerade nur weinen.

Als er schließlich kommt, sitzen wir zuerst gemeinsam auf dem Bett und weinen. Wie ich es zu Hause an dem Abend dann schaffe, mich irgendwie zusammenzureißen, ist mir bis heute ein Rätsel.

5. Wohl das Schwerste in meinem Leben

Der 24. Dezember, Heiligabend, bricht an. Ich liege noch im Bett und weiß genau, dass ich meinen Kindern endlich die Diagnose sagen muss. Sie sollen es von niemand anderem erfahren, sondern von mir selbst.

Ich weiß nicht, wie ich es schaffen soll, das Wort „Krebs“ in den Mund zu nehmen. Krebs – gleichbedeutend mit einem Todesurteil? Meine Kinder sind doch noch so klein und brauchen mich! Ich habe auch keine guten Nachrichten. Die zweite OP steht nach den Feiertagen im Raum. Ob ich Metastasen habe, wie meine Heilungschancen sind, ob ich im Sommer in den sehnlichst gewünschten und bereits reservierten Nordseeurlaub darf, wie es überhaupt weitergehen wird, all das ist noch völlig offen.

Als meine Kinder nach unten kommen, bitte ich meine beiden Großen, zu mir ins Bett zu kuscheln.

Stockend und mit runtergeschluckten Tränen beginne ich: „Kinder, ich muss mit euch reden. Ich muss euch etwas sagen.“

Erstaunt schauen mich beide an. Und da bricht es aus mir unter Tränen heraus: „Ich habe Krebs und muss noch einmal operiert werden.“

Die Kinder beginnen bitterlich zu weinen. Mein Sohn fragt: „Können wir dann nicht an die Nordsee fahren?“ Außerdem wollen sie wissen, ob ich wieder gesund werde. Auf beides muss ich ihnen erwidern: „Ich weiß es nicht.“

Da liegen wir nur einfach so im Bett und weinen.

Wo ich schließlich die Kraft und die Zuversicht hernehme, ihnen zu sagen, dass Gott der Größte und Stärkste ist, dass ER unser Vater im Himmel ist und dass ER mich wieder gesund machen kann, weiß ich nicht. Es ist ein Wunder, da ich doch selbst so ängstlich, verzagt und am Boden zerstört bin. Wenn andere mir das zusprechen wollen, kann ich es gar nicht annehmen und es tröstet mich auch nicht.

Nachmittags, als alle im Weihnachtsgottesdienst sind, lege ich mich ein bisschen hin. Den Abend verbringen wir dann als Familie mit Oma, doch es ist ein ganz anderes Weihnachten als sonst. Immer wieder sind die Augen feucht.

Wann werde ich endlich Licht am Horizont sehen? Wann gibt es endlich mal positive Nachrichten? Wie wird das alles gehen, wenn ich wieder ins Krankenhaus muss? Was machen dann die Kinder? Wann wird das sein? Bekommen wir eine Haushaltshilfe?

Und schließlich ist da noch der absolute Horror namens *Chemotherapie*.

6. Auf und ab in Ungewissheit

So zwischen den Jahren hänge ich zwischen allen Stühlen, real und emotional.

Wann es wohl weitergehen wird? Wie sieht meine Zukunft aus?

Ich hadere, kämpfe, zweifle und weine. Das kann doch nicht sein, dass ich Krebs habe! Wir haben doch gebetet! Und auch noch Chemotherapie! Ich habe Gott doch angefleht, dass ich da nicht auch noch durch muss. Ich verstehe Gott nicht mehr. Die Chemo wird doch meinen ganzen bisher gesunden Körper zerstören. Alle Untersuchungen waren doch gut, warum denn unbedingt Chemo? Ab und zu setze ich mich ans Klavier und spiele ein paar Lieder, während mir der Text durch den Kopf geht und die Tränen über mein Gesicht strömen.

Eine liebe Freundin schickt mir einige von ihr in schwerer Zeit zusammengestellte Verse und Zitate, die ihr damals Mut gemacht haben.

Ein Zitat spricht mich an:

The cliff edge of our anxiety about the future may indicate that God is calling us to a new and different level of faith. When we walk, praying for guidance, to the edge of all the light we have and breathlessly take that first step into the foggy mystery of the unknown, we must believe that one of the two things will happen: ***either God will provide us with something rock-solid to stand on, or He will teach us how to fly.***[13]

Die Kannte der Klippe unserer Zukunftsangst könnte bedeuten, dass Gott uns in eine neue und andere Stufe unseres Glaubens ruft. Wir beten auf unserem Weg um Führung und kommen zum Rand allen Lichtes, das wir haben, und tun atemlos diesen ersten Schritt in das nebelige Geheimnis des Ungewissen. Dann müssen wir glauben, dass eines der beiden Dinge passieren wird: **Entweder wird Gott uns etwas Felsenfestes geben, auf das wir stehen können, oder ER wird uns das Fliegen beibringen.**[14]

Immer wieder buchstabiere ich diese Worte durch. Ja, dann muss Gott eingreifen. Ich verlasse mich darauf, auch wenn ich noch nicht sehen kann, was ER tun wird.

---

[13] Lucy Shaw, *The Crime of Living Cautiously*, shared by Adalee Lewis.

[14] Übersetzung der Autorin

Auch Psalm 34 spricht mich in dieser Zeit des Wartens sehr an.

Als ich den Herrn um Hilfe bat, antwortete er mir und befreite mich von meinen Ängsten.

Wer zum Herrn aufschaut, der strahlt vor Freude, und sein Vertrauen wird nicht enttäuscht.

Ich war am Ende, da schrie ich zum Herrn, und er hörte mich; aus ***aller***[15] *Bedrängnis hat er mich befreit.* (Verse 5 bis 7)

Wenn aber aufrichtige Menschen zu ihm rufen, hört er sie und rettet sie aus ***jeder*** *Not.*

Der Herr ist denen nahe, die verzweifelt sind, und rettet jeden, der alle Hoffnung verloren hat.

Zwar bleiben auch dem, der treu zu Gott steht, Schmerz und Leid nicht erspart; doch ***aus allem*** *befreit ihn der Herr.* (Verse 18 bis 20)[16]

Das sind wirklich Worte, an die ich mich klammere.

---

[15] Hervorhebung der Autorin

[16] Die Bibel, Übersetzung *„Hoffnung für alle"*, Brunnen Verlag Basel und Gießen, 1996.

Eines Morgens lese ich im Römerbrief die folgende Stelle:

Wie groß ist doch Gott. [...] Wie unbegreiflich für uns seine Entscheidungen und seine Pläne! Wer könnte jemals Gottes Absichten erkennen? Wer könnte ihm raten? Oder: Wer hätte Gott jemals etwas gegeben, das er nun von ihm zurückfordern könnte? (Römer 11 Verse 33 bis 35)[17]

Mir wird klar, dass Gott viel größer ist, als in mein kleines Gehirn passt. Sein Plan steht über allem! Seine Wege sind *unbegreiflich* und *unverständlich,* doch ER ist souverän.

Diesem Gott darf ich mich anvertrauen!

Noch vor Jahresende erhalte ich den Anruf, dass meine nächste Operation gleich schon am 2. Januar stattfinden soll, also noch in den Schulferien und nur vierzehn Tage nach dem ersten Eingriff.

---

[17] Die Bibel, s.o..

7. Und wieder unters Messer

Am 2. Januar bringt mich mein Mann um halb acht in die Klinik. Ich bin sehr niedergeschlagen. Noch bevor ich das Eingangsportal erreiche, schießt ein Gedanke durch meinen Kopf:

„Was ist, wenn Gott sich durch diese ganze Situation verherrlichen will?“

Was? Wie bitte? Ich kann den Gedanken eigentlich gar nicht fassen, doch irgendwie bleibt er mir im Gedächtnis. Immer wieder muss ich in der kommenden Zeit daran denken. Hat meine Krankheit vielleicht einen Sinn? Möchte Gott, dass ich dieses Buch schreibe und andere dadurch ermutigt oder ins Nachdenken gebracht werden?

Auf Station muss ich mich schon bald für die Operation umziehen und vorbereiten. Wieder sitze ich im Bett und warte, bis ich abgeholt werde. Was wird diese Operation wohl für ein Ergebnis bringen? Wie wird es danach weitergehen? Chemotherapie scheint ja beschlossene Sache zu sein. Ich kann es immer noch nicht glauben beziehungsweise annehmen. Hat Gott meine Gebete denn nicht gehört?

Dieses Mal fällt mir der Weg in den OP noch schwerer, da ich weiß, was auf mich zukommt, und noch von der ersten Operation geschwächt bin. Als bei der Anästhesie dann noch eine Vene platzt und ganz dick wird, fühle ich mich erst recht wie ein „Stück bereits verschnittenes Fleisch". Wieder beginnt der Tropf zu laufen und ich muss unter die Atemmaske. Ich starre krampfhaft an die Decke und kann mich nur noch an den Worten, „der Herr ist mein Hirte" (aus Psalm 23), festhalten.

Als ich wieder aufwache, habe ich sehr starke Schmerzen, die auch die ganzen folgenden Tage in der Klinik anhalten, so dass ich immer wieder um Schmerzmittel bitte. Besonders der Port tut mir weh. Von wegen, den spürt man dann gar nicht mehr!

Da die entnommenen Lymphknoten genau im Labor untersucht werden, bekomme ich während meines Klinikaufenthaltes überhaupt keine Ergebnisse. So beiße ich auf die Zähne, leide starke Schmerzen, kämpfe mit meinem schwachen Kreislauf und schaue immer wieder auf den Füllstand der Flasche mit dem Wundsekret aus meiner Wunde unter der Achsel. Ich möchte so schnell wie möglich nach Hause, doch zuerst müssen die Flasche und der Schlauch raus.

Endlich ist es soweit und ich darf am letzten Ferientag nach Hause, zwar immer noch mit starken Schmerzen, aber immerhin bin ich wieder bei meinen Lieben, die mich alle sehr vermisst haben.

Am Tag vor meiner Entlassung nimmt sich die für die Chemotherapie zuständige Oberärztin für mich Zeit und bespricht mit mir genau den Laborbefund des Carcinoms[18], das bei der ersten Operation entnommen wurde. Sie erklärt mir genau, wie Krebszellen entstehen und was der Sinn der Chemotherapie sei und wo die Chemotherapie angreifen solle. Die Chemotherapie solle eben auch vorbeugend alle Zellen treffen, die entarten könnten, nicht müssen, und im Moment noch unauffällig seien. Als sie geht, sagt sie zu mir: „Hören Sie, wir sprechen in Ihrem Fall von Heilung, nicht von lebensverlängernden Maßnahmen. Sie sind M null, das heißt, Sie haben keine Metastasen.“ Ich starre sie ungläubig an und bitte sie, das zuletzt Gesagte zu wiederholen.

Es dauert noch ein paar Tage, bis meine Laborbefunde da sind und sich die Tumorkonferenz zusammengesetzt hat, um die weitere Therapie zu beraten.

---

[18] Krebsgewebe

Schließlich kommt der Anruf und mein Mann und ich werden zum Gespräch gebeten.

Am Sonntag davor besuchen wir einen Gottesdienst. Es bleibt mir nur ein Satz hängen, aber er ermutigt mich sehr: „… **denn du bist bei mir** …“ (wieder Psalm 23).

In der folgenden Woche werde ich genau über die geplante Therapie informiert. Ich solle ein halbes Jahr Chemotherapie machen, viermal dreiwöchentlich und danach zwölfmal wöchentlich mit zusätzlichen Infusionen von Herceptin[19]. Letztere solle ich bis in den Sommer des Folgejahres erhalten. Nach der Chemotherapie folge eine sechswöchige Bestrahlungstherapie, danach eine Reha-Maßnahme und die Einnahme von Tamoxifen[20] über einen Zeitraum von zehn Jahren. So lange! Ich kann es kaum glauben.

Aber wenn ich gesund werden kann …

Anschließend werde ich noch über die Risiken und Nebenwirkungen aufgeklärt. Wie in Trance unterschreibe ich und nehme das Rezept für eine Perücke entgegen. Auch das noch! Was denn sonst noch?

---

[19] Antikörper

[20] Hormonblocker

Wenigstens hat B. das gleiche Chemo-Schema und die Ärztin unterstützt unseren Wunsch, gemeinsame Termine zu haben.

Am 22. Januar soll es also losgehen. Zu Hause hadere ich immer noch mit der anstehenden Chemo, weine viel, bin verzweifelt und habe einfach Angst. Wie gut, dass mein Mann da ist, mir zuhört und mich in den Arm nimmt. Ich versuche noch ganz viel zu erledigen und bin wie rastlos. Wer weiß, was danach sein wird. Kann ich dann überhaupt noch auf die Straße gehen?

Drei Tage vor der Chemo erinnert mich eine Freundin an ein Lied aus meiner Kindheit und stellt einen Bezug zu den möglichen Nebenwirkungen der Chemo her:

Aber der Herr ist immer noch größer, größer als ich denken kann.

Er hat das ganze Weltall erschaffen, alles ist ihm untertan.[21]

Gott ist größer als alle Nebenwirkungen, so wahrscheinlich und schrecklich sie auch sind.

---

[21] Text, Melodie und Satz: Elisabeth und Gerhard Schnitter. Aus: *Ich will dir danken – Lieder für die Gemeinde Nr. 377,* Hänssler-Verlag Stuttgart, 1991.

Einen Tag vor der Chemo ermutigen mich Freunde dann mit einem Bibelvers:

Fürchte dich nicht, ich habe dich erlöst, ich habe dich bei deinem Namen gerufen, du bist mein. Wenn du durch das Wasser gehst, will ich bei dir sein […] und wenn du ins Feuer gehst, sollst du nicht brennen […] (Jesaja 43 Verse 1b und 2)[22]

Ich versuche, mich daran festzuhalten. Trotzdem sitze ich am Abend vor der Chemo mit der Familie am Tisch und weine.

---

[22] *Die Bibel* nach Martin Luther, s.o.

8. Chemotherapie

Um halb neun holt mich das Taxi zu Hause ab. Ich bin mit B. am Eingang der Klinik verabredet. Wir sind beide angespannt, als wir den Fahrstuhl nach oben nehmen.

Als die Formalitäten mit Taxischein, Bescheinigung über ambulanten Aufenthalt und Laborschein erledigt sind, sitzen B. und ich in einem Zweibettzimmer und warten, wie es weitergeht. Eine Schwester klopft uns auf die Schulter und meint, wir seien ja sehr angespannt und könnten ein Beruhigungsmittel bekommen, was wir beide aber ablehnen.

Wenig später laufen schon die ersten vorbeugenden Medikamente gegen Nebenwirkungen in uns hinein. Davon bekommen wir noch mehr, auch in Tablettenform und für die ersten drei Tage zu Hause. Dann kommt eine der Ärztinnen mit einem Plastikbeutel, der eine klare Flüssigkeit enthält, überprüft nochmal unsere Identität, und nun läuft Tropfen für Tropfen der Chemo in mich hinein. Nach diesem Beutel kommt einer mit giftrotem Inhalt. Auch dieser muss in uns hinein. Ich starre nur auf die Tropfen und bin einfach fassungslos.

Ich begreife überhaupt nicht, was gerade mit mir passiert.

Zum Glück bin ich nicht alleine und B. und ich können von Zeit zu Zeit ein bisschen reden, denn schließlich dauert die Tropferei ja Stunden. Als wir auch den Tropf mit der Spülung intus haben, fühlen wir uns wie leicht beschwipst und nehmen den Aufzug nach unten.

Zu Hause lege ich mich ein bisschen hin und versuche mich dann um die Kinder zu kümmern. Selbst beim Abendessen sitze ich mit ihnen am Tisch.

Als die Kinder schließlich im Bett sind – Gott sei Dank – beginnt für mich ein Schreckensszenario. Ohne große Vorwarnung muss ich mich übergeben wie in meinem bisherigen Leben noch nie. Der Boden des Wohnzimmers ist „überschwemmt", ich hänge im Bad über der Toilette und später über einer Schüssel und noch immer hört es nicht auf. Ich zittere und würge in einem fort. Beim Blick in den Spiegel erkenne ich mich fast nicht wieder, so stark aufgedunsen bin ich. Die Augen quellen hervor und ich sage nur noch: „Das bin nicht mehr ich." Ich habe es doch gewusst, die Chemo wird mich zerstören, das sind so Gedanken, die auch jetzt wieder kommen, aber viel denken kann ich gar nicht, da ich mich wieder und wieder übergeben muss.

Mein Mann ruft in der Klinik an, aber auch die zusätzlichen Medikamente zeigen keine Wirkung und so fahren wir schließlich nachts mit einer Schüssel auf dem Schoß in die Notaufnahme der Klinik. Gekrümmt und die Schüssel festklammernd, die ich immer und immer wieder brauche, sitze ich da und warte, bis wir dran sind. Schließlich lande ich wieder im gleichen Zimmer auf der gleichen Station wie bei der ersten Operation. Völlig entkräftet sinke ich auf das Bett und Infusionen gegen Übelkeit werden angehängt. Irgendwann lässt der Würgereiz nach und ich sehne mich nur noch danach, schlafen zu können.

Doch was dann kommt, ist noch schlimmer als vorher: Unkontrolliert fangen meine Arme und Beine unruhig an zu zappeln. Ich drehe mich erschöpft auf die andere Seite und wieder geht es los. Ich kann meinen Körper nicht mehr kontrollieren! Was passiert mit mir? Ich bin so müde und mit den Kräften am Ende.

Gegen ein Uhr nachts klingele ich und bitte um ein Schlafmittel. Mir wird gesagt, es sei für ein stärkeres Schlafmittel zu spät. Baldrian lehne ich als wirkungslos ab. Nicht lange später bekomme ich, nach Zustimmung des Arztes, dann doch noch etwas zum Schlafen. Allerdings wird es noch zwei Stunden dauern, bis meine Glieder aufhören werden zu zappeln und ich in einen seltsamen Schlaf falle. Gegen Morgen merke ich, wie der Arzt, der mich nachts aufgenommen hat, meine Decke hebt und nach mir schaut.

Den folgenden Tag verbringe ich allerdings in Trance, mal dösend, mal schlafend, mal kurz wach und ohne jegliches Zeitgefühl. Allerdings ist der Brechreiz weg und ich kann wieder etwas essen.

Was meine Kinder an diesem Tag machen und wie sie meine plötzliche erneute Abwesenheit aufgefasst haben, weiß ich nicht. Mir fehlt die Kraft, selbst für diese Gedanken.

Am frühen Abend bitte ich, nach Hause zu dürfen, und so holt mich mein Mann nach der Arbeit ab. Schwach und entkräftet komme ich zu Hause an, aber wir sind unendlich froh, wieder alle zusammen zu sein.

Die folgenden Tage kämpfe ich mich durch. Mir ist permanent übel und ich fühle mich in meinem Körper nicht mehr zu Hause. Wenn ich im Bett liege, fühlt sich mein Körper ganz fremd an und ich liege angespannt da in der Erwartung, mir könnten gleich alle Haare ausfallen.

Wir beten viel gemeinsam als Familie und meine große Tochter fleht Gott an, die Mama möge doch ihre Haare behalten. Innerlich versetzt mir das einen Stich, da ich ihr nicht viel Hoffnung machen kann.

In diesen Tagen lese ich in der Bibel die Geschichte von Abram aus dem Alten Testament. Abram wusste auch überhaupt nicht, wo es hingeht. Er brach in eine völlig ungewisse Zukunft auf. Ich „sauge" diese Verse in mich auf und bleibe an zwei Stellen hängen:

Und Abram glaubte dem HERRN […]. (1. Mose 15 Vers 6a)[23]

Sollte dem HERRN etwas unmöglich sein? (1. Mose 18 Vers 14)[24]

Glaube ich, dass Gott einen Plan hat wie bei Abram? Traue ich ihm wirklich zu, dass er alle Macht hat, auch gegen alle Nebenwirkungen?

Die ersten vier Chemos sind dreiwöchentlich geplant und so muss ich in den beiden Wochen dazwischen jeweils zur Blutkontrolle. Schon nach der zweiten Blutkontrolle sind meine Blutwerte schlecht und ich muss ein Antibiotikum nehmen. Auch das noch und schon nach der ersten Chemo!

---

[23] *Die Bibel* nach Martin Luther, s.o.

[24] *Die Bibel*, s.o.

Angespannt schaue ich im Spiegel jeden Tag meine Haare an. Was wohl passieren wird? Nach der zweiten Blutkontrolle geht es bei B. los. So begleite ich sie zum Frisör. Uns beiden laufen die Tränen über das Gesicht, als wir die grausame Realität im Spiegel sehen. Noch am gleichen Nachmittag geht es bei mir los. Weinend starre ich auf das Waschbecken und meine Hände voller Haare. Theoretisch habe ich es ja gewusst, dass es so kommen würde, aber wenn es dann real wird, ist es nochmal eine andere Dimension. Da gerade Wochenende ist, muss ich noch bis Dienstag warten, bevor ich zum Frisör gehen kann. Ich stecke meine Haare zusammen und klebe sie mit Haarspray fest in dem Wissen, dass ich sie nie mehr lösen werde.

Am Dienstag trete ich schließlich alleine den schweren Gang zum Frisör an. Auf dem Weg bete ich immer wieder um Kraft.
Als ich mit meiner Zweitfrisur nach Hause komme, fühle ich mich sehr unsicher und meine Kinder schauen unentwegt ihre veränderte Mutter an. Ich sehe, wie meine älteste Tochter besonders leidet, auch wenn mein neues Outfit wohl richtig modern und schick aussieht, aber eben ganz anders als vorher.

Tag für Tag geht es auf die nächste Chemotherapie zu. Ob es wieder so schlimm wird? Das halte ich nicht noch fünfzehn Mal durch!

Eines Abends betet meine fünfjährige Tochter:

„Und, lieber Gott, mach, dass Mamas Krebs weggeht, dass sie wieder gesund wird – und nicht nur ein bisschen weggeht, sondern richtig und nie nie nie mehr wiederkommt. Amen.!

Am Tag vor der nächsten Chemo weine ich abends am Tisch. Da legt mir meine achtjährige Tochter die Hand auf die Schulter und betet:

„Und Gott segne dich Mama … und dass du die Chemo gut verträgst."

Ich bin ganz gerührt. Welch ein Segen und Trost sind doch meine Kinder und ich hatte nach der furchtbaren Diagnose solche Zweifel gehabt, mit welcher Last sie wohl zu leben hätten und ob ich mich für Kinder entschieden hätte, wenn ich das alles vorher gewusst hätte.

Ob ich ohne meine Familie die Chemo überhaupt angefangen hätte? Was mich antreibt, ist der Gedanke, dass ich es für die Familie mache, dass die ärztliche Prognose gut ist, dass meine Familie mich braucht, auch wenn es ein ganz harter und mir sehr lang erscheinender Weg ist. Ob ich ohne meine Familie nicht aufgeben würde? Die Gedanken sind jedenfalls immer wieder da.

Durch das Antibiotikum haben sich meine Blutwerte etwas erholt und ich bekomme die zweite Chemotherapie zeitgleich mit B. Dieses Mal werden wir beide jedoch sehr stark lahmgelegt. Zu Hause falle ich in einen ganz tiefen Schlaf und versuche hinterher herauszufinden, was in der Zeit eigentlich gelaufen ist. Im Unterschied zum ersten Mal bleibt das ganz schlimme Erbrechen aus, doch bekomme ich schwere Darmprobleme, die mich sehr schwächen. Es dauert etliche Tage, bis es mir besser geht, und die Schwäche langsam nachlässt. In diesen Tagen lese ich den Vers aus dem Korintherbrief:

Lass dir an meiner Gnade genügen, denn meine Kraft ist in den Schwachen mächtig. (2. Korinther 12 Vers 9)[25]

Ich muss also schwach sein, damit Gottes Kraft wirken kann?!

---

[25] *Die Bibel*, s.o.

Eine Freundin hat mir ein englisches Andachtsbuch geschenkt. Auf Englisch sprechen mich die folgenden Zeilen an:

Do not spoil these quiet hours of weakness by wishing them away, waiting impatiently to be active again.

Some of the greatest works in My Kingdom have been done from sick beds and prison cells.[26]

Vergeude diese stillen Stunden der Schwachheit nicht, indem du sie wegwünschst und ungeduldig wartest, wieder aktiv zu sein.

Einige der größten Werke in meinem Reich wurden vom Krankenbett oder aus Gefängniszellen heraus getan.[27]

Was hat Gott wohl vor? Bin ich gerade nicht nur einfach nutzlos?

Wenige Tage später lese ich in demselben Andachtsbuch:

---

[26] Sarah Young, *Jesus Calling*, Nashville, Tennessee, 2008, February 16.

[27] Übersetzung der Autorin

[God's] peace is independent of all circumstances […]. Thank you, Jesus for this opportunity to trust You more.[28]

Gottes Frieden hängt nicht von den äußeren Umständen ab. Danke, Jesus, für diese Möglichkeit, dir mehr zu vertrauen.[29]

Und in der Bibel finde ich zwei weitere Verse, die in meine Situation hineinsprechen:

Wer festen Herzens ist, dem bewahrst du Frieden, denn er verlässt sich auf dich. (Jesaja 26 Vers 3)[30]

Aber Gott ist treu, der euch nicht versuchen lässt über eure Kraft, sondern macht, dass die Versuchung so ein Ende nimmt, dass ihr's ertragen könnt. (1. Korinther 10 Vers 13)[31]

Also Gott weiß, was ER mir zumuten kann! Soll ich das so verstehen, dass ER mir ganz schön viel zutraut? Kann ich wirklich so viel tragen? Vertraue ich IHM, dass Er das weiß und nicht ich?

---

[28] Sarah Young, s.o., March 1.

[29] Übersetzung der Autorin

[30] *Die Bibel*, s.o.

[31] *Die Bibel*, s.o.

Heißt das nicht, den folgenden Vers in meiner jetzigen Situation umzusetzen?

Sorget euch um nichts, sondern in allen Dingen lasst eure Bitten in Gebet und Flehen mit Danksagung vor Gott kundwerden!

Und der Friede Gottes, der höher ist als alle Vernunft, bewahre eure Herzen und Sinne in Christus Jesus. (Philipper 4 Verse 6 u. 7)[32]

Danke sagen und beten ist also der Schlüssel und als Belohnung hat Gott seinen Frieden versprochen, eine innere Ruhe und ein Geborgensein, das ich mit meinem Verstand nicht erklären kann.
Manchmal kann ich aber nicht beten. Mir fehlen einfach die Worte und ich bin sprachlos, was gerade so passiert. Mir wird bewusst, wie gut es da ist, zu wissen, dass ganz viele liebe Menschen für mich und meine Familie beten!
Das „trägt" mich.

---

[32] *Die Bibel*, s.o.

9. Eigentlich …

Eigentlich
hatte ich mir das alles so ganz anders vorgestellt!

Eigentlich
wollte ich gar nicht krank sein.

Eigentlich
dachte ich, Krebs, das träfe nur andere, aber nicht mich.

Eigentlich
wollte ich mich beruflich bewähren und weiterkommen.

Eigentlich
wollte ich meine Schüler durch das Abitur bringen.

Eigentlich
wollte ich so viel erleben und reisen.

Eigentlich
wollte ich eine gute und gesunde Mutter und Ehefrau sein und meine Kinder auf dem Weg des Heranwachsens mit ganzer Kraft begleiten.

Eigentlich

wollte ich meine Gemeinde nicht wechseln und meine Kinder nicht herausreißen.

Eigentlich … !

In unserem Hauskreis lesen wir gerade in der Bibel die Texte der Apostelgeschichte. Eines Abends sprechen wir über den Text aus Kapitel 16.

Gleich an zwei Stellen, in den Versen 6 und 7, wird den Aposteln auf ihrer Missionsreise von Gott der Weg verwehrt. Warum nur? Sie waren doch in göttlicher Mission unterwegs.

Kurze Zeit später höre ich sonntags eine Predigt genau zu diesem Kapitel und mir wird so deutlich bewusst, dass Gottes Geist, also Gott, leitet, aber auch Wege verschließt, selbst wenn wir es uns „eigentlich" anders gedacht haben und glauben, der andere Weg müsse doch der richtige und beste sein.

In dieser Textstelle (Apostelgeschichte 16) eröffnet Gott neue, großartige Wege, die zunächst unbedeutend und klein aussehen, die jedoch die *Gute Nachricht* nach ganz Europa bringen.

Ich spüre, dass diese Predigt genau für mich ist, denn **eigentlich** wollte ich nicht krank sein und **eigentlich** hatte ich es mir anders vorgestellt. Doch Gottes Geist kann mich nur leiten, wenn ich es zulasse, wenn ich mein **„Eigentlich“** loslasse und auch zuhöre.

Was Gott wohl mit mir und dieser ganzen Situation vorhat?

Am Abend vor der dritten Chemo bin ich auch wieder ziemlich verzagt. Gott zu vertrauen und loszulassen ist nämlich gar nicht so einfach und cool, und gelassen bin ich dabei schon gar nicht.

Dennoch ist in meinem Kopf der Gedanke: „Ich bin ein Kind des mächtigsten Königs. Sein ist alle Macht. ER wird sie auch zeigen.“

Denn dein ist das Reich und die ***Kraft*** *und die Herrlichkeit in Ewigkeit. Amen. (Vaterunser)*

Zudem stoße ich auf folgenden Bibelvers aus dem Römerbrief:

Das eine aber wissen wir: Wer Gott liebt, dem dient ***alles, aber auch wirklich alles***[33] *zu seinem Heil; denn dazu hat Gott selbst ihn erwählt und berufen.* (Römer 8 Vers 28)[34]

---

[33] Hervorhebung der Autorin

[34] *Die Bibel, Hoffnung für alle,* s.o.

So bin ich dankbar, dass ich schließlich mit dem Gedanken einschlafen kann: „Gott ist souverän und kann alles zum Besten gebrauchen. Nimm es an und vertraue SEINEM Plan. Der ist gut und keine Willkür."

Die dritte Chemo ist auch wieder heftig und mit Erbrechen und anderen Nebenwirkungen verbunden. Ich kann sie aber zu Hause verarbeiten und muss nicht wieder in die Klinik, was für meine Kinder ganz wichtig ist.

Zwei Tage danach stehen in der Tageslese Verse aus demselben Kapitel des Römerbriefes: Römer 8, Verse 26 bis 30.

Es ist für mich so ein Trost, zu wissen, dass selbst wenn ich nicht beten kann, Gottes Geist für mich einsteht! Alles wird mir zum Besten dienen – auch diese Krankheit – ich bin gespannt. Und wenn es Tiefs und Niedergeschlagenheit gibt, ist das meine Zuversicht, mein Ausblick und mein Ziel!

[...] denn wir wandeln im Glauben und nicht im Schauen. (2. Korinther 5 Vers 7)[35]

Wenige Tage später lese ich wieder in dem englischen Andachtsbuch meiner Freundin:

---

[35] *Die Bibel* nach Martin Luther, s.o.

It's wrong to measure your energy level against the challenges ahead of you. The issue is not your strength but Mine, which is limitless.[36]

Miss deine Kraft nicht an den Herausforderungen, die vor dir liegen. Es geht hier nicht um deine Kraft, sondern um Meine, und die ist grenzenlos.[37]

Warum also an meiner eigenen Kraft mit ihren Grenzen verzweifeln? Darum geht es doch gar nicht. Gott bietet mir seine unendliche Kraft an. Warum diese nicht annehmen und ruhig werden?

Sehr berührt bin ich an einem Abend auch vom Gebet meines Sohnes, der Gott genau diese große Kraft zutraut:

„… und bitte, dass Mama **im Rekordtempo** wieder gesund wird und der Brustkrebs weg ist."

An diesem Tag steht in der Tageslese ein Psalm, dessen Vertonung ich als Jugendliche schon mit einem riesigen Chor gesungen habe und dessen Worte mir so vertraut sind. Doch ich bleibe an zwei Versen hängen, die direkt nach der Vertonung folgen:

---

[36] Sarah Young, s.o., March 11.

[37] Übersetzung der Autorin

Denn du bist mein Helfer, und unter dem Schatten deiner Flügel frohlocke ich. Meine Seele hängt an dir; deine rechte Hand hält mich. (Psalm 63 Verse 8 u. 9)[38]

Ich bin gehalten und geschützt und darüber darf ich mich freuen!

Vor der vierten Chemo stoße ich dann auf den Vers, den ich als direkte Anfrage Gottes an mich verstehe:

Gott aber, von dem ihr nichts als Gnade und Liebe erfahrt, hat euch durch Jesus Christus zugesagt, dass er euch nach ***dieser kurzen Leidenszeit***[39] *in seine ewige Herrlichkeit aufnimmt. Er wird euch ans Ziel bringen, euch Kraft und Stärke geben, so dass ihr fest und sicher steht.* (1. Petrus 5 Vers 10)[40]

Gottes Perspektive sieht demnach ganz anders aus und ich spüre, wie er mich fragt: „Vertraust du mir, Eva-Maria?"

---

[38] *Die Bibel* nach Martin Luther, s.o.

[39] Hervorhebung der Autorin

[40] *Die Bibel, Hoffnung für alle,* s.o.

10. Der Schock

Genau dieses Vertrauen wird beim nächsten Mal in der Klinik auf eine harte Probe gestellt.

Meine Chemo kann wegen zu niedriger Leukos im Blut nicht stattfinden und ich werde wieder nach Hause geschickt. Mein Mann holt mich ab und ich weine auf dem ganzen Heimweg im Auto. Ich bin so am Boden zerstört, dass es nicht weitergeht und stagniert. Mein sehnlichster Wunsch ist doch, durch dieses „Tal der Chemotherapie" so rasch wie möglich durchzukommen. So gelingt es mir auch nicht, meine tiefe Niedergeschlagenheit vor den Kindern zu verbergen. Tränen, Wut und Zweifel machen sich bei mir und den Kindern breit.

Aus meinem Sohn bricht es richtig heraus: „Warum antwortet Gott denn nicht? Wir haben ihn doch schon so oft gebeten! Hört er mich überhaupt? Wo ist er denn? Ich verstehe ihn nicht?" Es versetzt mir einen tiefen Stich, seine Worte zu hören.

Obwohl vier Tage später ein neuer Versuch mit der Chemo gestartet werden soll, kann ich es nicht positiv sehen. Ich fühle mich regelrecht bestraft, dass ich diese

Krankheit habe und zudem, weil es jetzt nicht einmal vorwärts geht. „Was habe ich nur verbrochen?“, ist dabei ein häufiger Gedanke. Außerdem fühle ich mich als „körperliche Versagerin“, die es eben im Gegensatz zu den anderen nicht packt.

Ich will jetzt endlich da durch, nur es dauert eben so lange! Bei anderen ist die Chemo kürzer und woher weiß ich eigentlich, ob sie bei mir wirkt? Nach Aussage der Ärzte geben die Tumormarker im Blut darüber Auskunft. Aber mein Blut war doch schon vor der Chemo in Ordnung und die Tumormarker wie bei jedem gesunden Menschen! Ich kann das alles nicht verstehen und nachvollziehen. Warum ich? Wozu das alles?

Da höre ich eine Predigt auf CD über nur den ersten Teil eines Verses aus dem bekannten 23. Psalm:

> *Und ob ich schon* ***wanderte***[41] *im finstern Tal [...]* (Psalm 23 Vers 4a)[42]

Der Prediger betont dabei ganz besonders das Wandern und beleuchtet die Bedeutung des Wanderns, was eben nicht ein Rennen ist. Ich soll wandern im Vertrauen auf meinen Hirten, der mich schon mit seinem Stab leiten

---

[41] Hervorhebung der Autorin

[42] *Die Bibel* nach Martin Luther, s.o.

wird, da ich im finstern Tal bin und gerade nichts sehen kann.

Das Ziel ist dabei ein sehr Schönes: die nächste grüne Aue. Wann sie wohl kommt? Wie lange es wohl dauert?

Ich stoße in dieser Zeit wieder auf den Vers, der mir diesbezüglich etwas Mut macht:

Der Gott aller Gnade aber, der euch berufen hat zu seiner ewigen Herrlichkeit in Christus Jesus, der wird euch, ***die ihr eine kleine Zeit leidet***[43]*, aufrichten, stärken, kräftigen, gründen.* (1. Petrus 5 Vers 10)[44]

Also nur eine kleine Zeit? Was bedeutet das aus Gottes ewiger Perspektive wohl?

Die Tage gehen dahin, ohne dass meine Niedergeschlagenheit verschwindet. Eines Abends brechen dann aus meiner größeren Tochter noch ganz viele Ängste heraus. Sie weint so bitterlich in ihrer Angst, ihre Mama könnte sterben. Ich halte sie nur fest im Arm und versuche sie zu trösten. Wie, das weiß ich nicht mehr so

[43] Hervorhebung der Autorin
[44] *Die Bibel* nach Martin Luther, s.o.

recht, doch schließlich beruhigt sie sich langsam wieder.

Dies so hautnah zu erleben, wie meine Kinder leiden, zerreißt mich innerlich fast und mir wird wieder ganz neu bewusst, dass meine Familie mich ganz dringend braucht.

„Besser eine kranke Mama als gar keine Mama. Besser eine Mama ohne Haare als gar keine Mama. Besser eine kranke Ehefrau als keine Ehefrau."

Die gerade laufende Predigtreihe zum Römerbrief enthält dann noch eine konkrete Aufforderung an mich, geduldig zu sein und zu beten:

Seid fröhlich in Hoffnung, geduldig in Trübsal, beharrlich im Gebet. (Römer 12 Vers 12)[45]

Was für eine Herausforderung! Dass dies nicht einfach ist, merke ich schon bald wieder, als ich bei der übernächsten Chemo erneut wegen schlechter Blutwerte nach Hause geschickt werde. Doch davor liegt zunächst noch Ostern.

---

[45] *Die Bibel* nach Martin Luther, s.o.

11. Mein schönstes Ostern

Am Montag in der Karwoche findet zunächst einmal die um vier Tage verschobene Chemotherapie statt. Langsam erhole ich mich davon wieder und am Abend des Gründonnerstag höre ich mir per Download die verpasste Predigt zu Römer, Kapitel 5 Verse 6 bis 11, an.

Wie gebannt sitze ich da und sauge die Botschaft geradezu auf: Gott liebt mich so und ging ans Kreuz für mich, als ich gottlos, sündig und sein Feind war, und ich habe ihn nicht mal darum gebeten! Wow! Gott liebt MICH!

Gott liebt mich, ganz egal, ob ich krank bin! Das trifft mich wie ein Schlag.

An Karfreitag besuchen wir abends den Gottesdienst, in dem es um Jesu Blut und seine Kraft geht. Beim Abendmahl steht unser Sohn zwischen uns und nimmt wie wir ganz bewusst als Kind Gottes daran teil. In dem Moment freue ich mich einfach so!

Die Predigt an Ostersonntag spannt dann den Bogen von Josef im Alten Testament, den seine Brüder in eine tiefe Grube geworfen und anschließend verkauft haben, aus dessen Leben Gott dann aber etwas ganz Wunderbares machte, zu Jesus und seiner Auferstehung. Josef wusste auch nicht, wie ihm geschah und warum, doch Gott hatte einen Plan, der ganz herrlich endete und viele Menschen vor dem Verhungern bewahrte. Auch persönlich lebte er später in größtem Luxus als Stellvertreter des Pharao. (Nachzulesen in 1. Mose, Kapitel 37 bis 47.)

Als wir mittags zu Hause am Tisch sitzen, spreche ich mit unserem Sohn nochmals über die Predigt. Auch Josef hat Gott überhaupt nicht verstanden und saß in dem dunklen Loch, so wie wir vor kurzem. Plötzlich dreht unser Sohn den Kopf zu mir herüber und ein Leuchten, ja wie ein Blitz, geht über sein Gesicht, als er sagt: „Und Mama, es wird alles gut!“ Welche Kraft, welche Zuversicht, welch ein Zuspruch! Mein schönstes Ostergeschenk!

Bestärkt werde ich in den folgenden Tagen noch durch Verse aus dem Propheten Jesaja:

[…] er trug unsere Krankheit und lud auf sich unsere Schmerzen. […] Die Strafe liegt auf ihm, auf dass wir

Frieden hätten, und durch seine Wunden sind wir geheilt. (Jesaja 53 Verse 4 u. 5)[46]

Ich habe also Frieden mit dem allmächtigen Gott des Alten und des Neuen Testamentes und durch Jesus Christus bin ich geheilt (an Körper und Seele). Echt stark! Karfreitag und Ostern sind einfach der Wahnsinn und diese Liebe Gottes zu mir ist unfassbar!

An demselben Abend bekomme ich noch einen Anruf aus der Klinik und die Ärztin sagt mir, dass meine Leukos mit 0,9 extrem niedrig sind. Doch jetzt will ich *aufsehen zu Jesus, dem Anfänger und Vollender des Glaubens*. (Römer 12 Vers 2a)[47]

Gott ist bei mir und hält meine Hand fest. Wir haben beide ein Ziel, wie es der Psalm 73 beschreibt:

***Dennoch**[48] bleibe ich stets an dir; denn du hältst mich bei meiner rechten Hand, du leitest mich nach deinem Rat und nimmst mich am Ende in Ehren an. […] Aber das ist meine Freude, dass ich mich zu Gott halte und*

[46] *Die Bibel* nach Martin Luther, s.o.
[47] *Die Bibel* nach Martin Luther, s.o.
[48] Hervorhebung der Autorin

meine Zuversicht setze auf Gott, den Herrn […] (Verse 23 Verse 24 u. 28a)[49]

Gott ist meine Zuversicht und mein Fels, wenn auch alles zerfällt.

Das **DENNOCH** aus Vers 23 soll über meinem Leben stehen.

Als ich an diesem Tag die Nachricht vom plötzlichen Tod einer lieben Freundin erhalte, bin ich ganz neu dankbar, dass ich leben und bei meiner Familie sein kann. Dabei kommt mir der Vers in den Sinn:

Leben wir, dann leben wir für den Herrn, und sterben wir, dann sterben wir für den Herrn. Ganz gleich also, ob wir leben oder sterben: Wir gehören dem Herrn. (Römer 14 Vers 8)[50]

Diesen Glauben hatte auch meine verstorbene Freundin. Da ich aus Krankheitsgründen derzeit nicht arbeite, ist es mir möglich, an ihrer „Trauer- und Auferstehungsfeier", wie sie von dem Pfarrer dort genannt wird, wenige Tage später teilzunehmen. Auf den Bändern am

---

[49] *Die Bibel* nach Martin Luther, s.o.

[50] Die Bibel, *Hoffnung für alle*, s.o.

Blumengesteck auf ihrem Sarg steht ein Vers, der mich sehr bewegt:

[…] ich lebe und ihr sollt auch leben. (Johannes 14 Vers 19)[51]

Als ich auf den Sarg und in das offene Grab schaue, wird mir bewusst, dass auch ich in dem Sarg liegen könnte, Gott es aber anders mit mir vorhatte und ich meiner Freundin noch nicht „vorausgehen" sollte.

Der Gedanke an Ostern und die Auferstehung gibt mir in diesem Moment erneut Trost und Kraft.

Kurz darauf starten die neue Art der Chemotherapie und parallel dazu die Infusionen mit Herceptin. Meine Leukos sind bei 3,1 von mindestens erforderlichen 3,0. Beide Therapien vertrage ich deutlich besser als die vorigen und ich freue mich zusätzlich über den Vers in der Tageslosung aus Jesaja:

[…] und die Tage deines Leidens sollen ein Ende haben. (Jesaja 60 Vers 20b)[52]

Zusätzlich schreibt mir eine kanadische Freundin:

---

[51] *Die Bibel* nach Martin Luther, s.o.

[52] *Die Bibel* nach Martin Luther, s.o.

The Lord hath done great things for us; whereof we are glad.

Der Herr hat Großes an uns getan; des sind wir fröhlich. (Psalm 126 Vers 3)[53]

Ja, Gott hat wirklich Großes für mich getan!

[53] *Die Bibel* nach Martin Luther, s.o.

12. Und die Frage der Gemeinde – ein Rückblick

Was ist eigentlich aus meiner Anfrage an Gott damals am Strand auf der Isle of Wight bezüglich der Gemeinde geworden?

Auch hier hat Gott geantwortet und der Weg war alles andere als leicht.

Nicht lange nach den Sommerferien wurden wir durch eine Predigt in unserer damaligen Gemeinde wachgerüttelt und ins Fragen gebracht. Wir suchten das Gespräch und es stellte sich heraus, dass es da noch viel mehr Fragen für uns gab und dass auch einige andere in der Gemeinde diese Fragen hatten. Zu der Zeit hatten wir noch überhaupt keine Vorahnung, dass ich krank sein könnte. Wir waren stark in unserem Alltag eingespannt und versuchten Familie und Beruf so gut wie möglich unter einen Hut zu bringen. Dennoch ließen uns die Fragen bezüglich der Lehre in der Gemeinde nicht los. Schließlich gelang es uns, diese Fragen unter drei Punkten zusammenzufassen, und wir merkten, dass diese drei Punkte ganz zentral die Grundlagen und die Basis unseres Glaubens betrafen.

Es ging hierbei um die Bedeutung von Jesu Tod am Kreuz für uns, um die Gültigkeit der ganzen Bibel mit all ihren Büchern des Alten und Neuen Testamentes sowie um die Notwendigkeit einer bewussten Entscheidung für ein Leben als Christ.

Mit anderen Geschwistern zusammen baten wir um ein Gespräch mit der Gemeindeleitung. Immer wieder gab es Hindernisse, doch ich merkte ganz deutlich, dass dieses Gespräch gut und richtig war und wir nicht aufgeben sollten, auch angesichts der dann parallel schon laufenden Untersuchungen und des im Raum stehenden Verdachtes meiner Erkrankung, wobei wir immer noch hofften und beteten, dass alles gutartig sein würde.

An dem Tag, als das Gespräch abends stattfinden sollte, hatte ich erfahren, dass eine Gewebsentnahme notwendig sei. Somit war alles offen und keine Rede von Entwarnung.

Trotz der Anspannung bereiteten wir das Gespräch betend vor und wollten es auch anschließend gemeinsam reflektieren.

Wie Gott mir die Kraft gab, mich an diesem Abend zu konzentrieren, erscheint mir heute noch wie ein Wunder, doch es war möglich, die zentralen Punkte im Gespräch anzusprechen.

Im Rückblick wurde uns dann ganz klar, dass unsere Kinder in ihrer Entscheidung für ein Leben als Christ in dieser Gemeinde nicht unbedingt bestärkt werden würden und dass auch unser Hunger nach „geistlicher" Nahrung und Wachstum im Glauben nicht gestillt werden würde, zumindest nach derzeitigem Stand.

Was aber sollten wir tun? Wohin sollten wir gehen? Wie sollten wir es unseren Kindern vermitteln, dass wir woanders hingehen und sie ihre Freunde so nicht mehr am Sonntag sehen würden? Auch tat es uns sehr weh, über die Jahre lieb gewordene Geschwister nicht mehr regelmäßig zu sehen.

Aber ich hatte Gott doch damals am Strand gebeten, uns zu zeigen, ob wir weiterhin in der gleichen Gemeinde bleiben sollten oder ob er uns woanders haben wollte. Diese Bitte hatte ich ausgesprochen, auch wenn sie mir schon damals schwerfiel, und Gott hatte sie ernst genommen und geantwortet. Bleiben zu können, wäre sicher bequemer gewesen!

Als wir mit den Geschwistern das Gespräch mit der Gemeindeleitung reflektierten, war es der Abend vor der Diagnose, der mein Leben so radikal verändern sollte. Wir feierten gemeinsam das Abendmahl und beteten konkret für einen positiven Befund. Keiner von uns verstand dann, warum es am nächsten Tag ganz anders kam, und wir standen alle unter Schock. Doch wir wussten alle, dass das Gespräch gut und richtig und noch rechtzeitig gewesen war. Seitdem begleiten mich die Gebete dieser Geschwister und immer wieder treffen wir uns, loben Gott, machen uns Mut und beten für die Gemeinde.

Es dauerte auch nicht sehr lange und wir fanden eine Gemeinde, in der sich die Kinder gleich wohlfühlten (auch wenn sie natürlich noch ihren alten Freunden nachtrauerten) und wir in den Predigten so von Gott angesprochen wurden, dass wir alles wie „ausgetrocknete Schwämme“ aufsaugten. Wir freuten uns, trotz der schweren Situation, jedes Mal auf den Gottesdienst, fuhren gestärkt nach Hause, tauschten uns über das Gehörte miteinander aus und hatten seither viele gute und intensive Gespräche, auch mit den Kindern. Zudem waren wir dankbar für die wertvollen Angebote für unsere Kinder und sehr bewegt, wie freundlich und herzlich wir aufgenommen wurden.

Gott ließ uns nicht im Stich. Er tat neue Türen für uns auf und wir gehen nun einfach vorwärts im Vertrauen, dass er uns als ganze Familie führen wird.

13. Wieder ein Tal

Nach der „grünen Aue" beziehungsweise Oase an Ostern lässt das nächste Tal jedoch nicht lange auf sich warten.

Wieder bange ich um meine Blutwerte, die die Chemotherapie weiter verzögern könnten. Inzwischen ist in der Gemeinde der Korintherbrief an der Reihe und ich stoße auf einen Vers, den ich eigentlich schon kenne, der mich aber erneut so ermutigt:

Das, was euerm Glauben bisher an Prüfungen zugemutet wurde, überstieg nicht eure Kraft. Gott steht zu Euch. Er lässt nicht zu, dass ihr in der Versuchung zugrunde geht. Wenn euer Glaube auf die Probe gestellt wird, schafft Gott auch die Möglichkeit, sie zu bestehen. (1. Korinther 10 Vers 13)[54]

Gott weiß also, was ER mir zumuten kann und was ich tragen kann. Und ER traut mir wirklich einiges zu. ER wird mich nicht überlasten und ER hat es in der Hand!

Als ich vor der nächsten Chemo wieder bange, bete ich Psalm 46 und bekomme Zuversicht und Trost:

---

[54] Die Bibel, *Hoffnung für alle*, s.o.

[…] Gott ist unsere Zuversicht und Stärke, eine Hilfe in den großen Nöten, die uns getroffen haben. […] (Psalm 46 Vers 2)[55]

Und am Morgen bevor ich in die Klinik gehe, lese ich:

Darum werft euer Vertrauen nicht weg, welches eine große Belohnung hat. (Hebräer 10 Vers 35)[56]

Meine Leukos sind nur bei 2,7, eigentlich zu wenig, da unter 3, aber da die Neutrophilen hoch sind, kann es weitergehen. Wie froh bin ich darüber!

Meine Tochter kann wieder einen Zettel abreißen und es ist eine Chemo weniger.

Bei den niedrigen Werten ist dann aber großes Vertrauen für die kommende Woche gefragt und abends bete ich unter Tränen um gute Werte.

In der folgenden Woche muss ich immer daran denken, dass ich überhaupt keine Reserve und auch keinen Puffer bei den Blutwerten habe und kann mich nicht richtig entspannen. Zudem nimmt mich der Alltag mit den Kindern ganz in Beschlag, auch wenn ich selbst nicht

---

[55] *Die Bibel* nach Martin Luther, s.o.
[56] *Die Bibel* nach Martin Luther, s.o.

unterrichten muss. Zum Ausruhen bleibt da nicht immer Zeit. Als ich am 1. Mai mal wieder in dem englischen Andachtsbuch lese, sprechen mich die folgenden Zeilen sehr an:

Most people let their moments slip through their fingers, half-lived. They avoid the present by worrying about the future or longing for a better time and place. They forget that they are creatures who are subject to the limitations of time and space. They forget their Creator, who walks with them only in the present.[57]

„And the present is my way through chemo right now!"[58]

Die meisten Leute lassen nur halb gelebte Augenblicke durch ihre Finger gleiten. Sie meiden die Gegenwart, indem sie sich um die Zukunft sorgen oder nach einer besseren Zeit und einem besseren Ort sehnen. Sie vergessen, dass sie Geschöpfe sind, die den Grenzen von Zeit und Raum unterworfen sind. Sie vergessen ihren Schöpfer, der mit ihnen nur in der Gegenwart geht.[59]

---

[57] Sarah Young, s.o., May 1.

[58] Spontane Antwort der Autorin auf Englisch.

[59] Übersetzung der Autorin.

„Und diese Gegenwart ist gerade jetzt mein Weg durch die Chemo!"

Als in der folgenden Woche die Leukos nur bei 2,1 sind und ich nach Hause geschickt werde, sind der Schock, der Frust, die Trauer, die Enttäuschung und nicht zuletzt die Wut groß, weil es wieder nicht weitergeht.

Warum, Gott? Warum hörst du nicht? Um mich herum sind weinende und klagende Kinder. Großes Unverständnis macht sich breit.

Als ich die Ärztin anbettele, sagt sie mir, es gehe um mein Leben.

„Herr, ich brauche jetzt wirklich deine Hilfe!", geht mir durch den Kopf. Da lese ich wieder in dem englischen Andachtsbuch:

Everything you endure can be put to good use by allowing it to train you in trusting Me.[60]

Alles, was du durchmachst, kann einem guten Zweck dienen, wenn du zulässt, dass es ein „Training" des Vertrauens in Mich ist.[61]

---

[60] Sarah Young, s.o., May 7.

[61] Übersetzung der Autorin.

Ich brauche kein Unglück zu fürchten, denn Gott ist ja bei mir.[62]

Mein Körper braucht wohl mehr Zeit, um sich immer wieder zu erholen.

An diesem Abend ist mein Gebet laut, klagend und voller Tränen. Doch das darf ich und es tut einfach gut. Schließlich haben die Verfasser der Psalmen das auch getan und deren Glaube war sicher größer als meiner.

Als ich sehe, wie die Kinder kämpfen und zweifeln, wird mir das Herz ganz schwer. Meine Jüngste ist sehr anhänglich, will viel kuscheln, klammert sich regelrecht im Bett an mich, hat Angst, dass der Krebs wiederkommen könnte und will endlich mal wieder mit „Mama ohne Krebs“ kuscheln. Mir fehlen da einfach nur die Worte und es tut weh.

Die Großen stellen sehr herausfordernde Fragen, wie zum Beispiel:

„Gibt es Gott überhaupt? Woher weiß ich das denn? Vielleicht ist ja alles Zufall, wie mein Freund sagt. Tut Gott überhaupt Wunder? Wenn ja, dann will ich mal eines erleben. Hört Gott überhaupt Gebet? Wieso geht

---

[62] Psalm 23 Vers 4.

es bei anderen, die nicht Christ sind und nicht beten, mit der Chemo weiter und bei Mama nicht?“

Ich bin einfach nur sprachlos und erschüttert. Was soll ich da nur antworten?!

Schließlich sagt meine Jüngste: „Ich hab‘ aber einen Papa im Himmel!“

Die Niedergeschlagenheit hält an, trotz des Wissens, dass Gott souverän darüber steht und alles weiß.

Wenige Tage darauf werde ich aber wieder „wachgerüttelt“, als ich lese:

These problems are not random mistakes; they are hand-tailored blessings designed for your benefit and growth.[63]

Diese Probleme sind keine willkürlichen Fehler; sie sind maßgeschneiderte Segnungen, die zu deinem Vorteil und Wachstum im Glauben dienen sollen.[64]

Wie bitte? Das gibt es doch nicht? Es ist also alles beabsichtigt und gut gemeint?

---

[63] Sarah Young, s.o., May 10.

[64] Übersetzung der Autorin.

An diesem Tag ist Muttertag und der Wochenvers lautet:

Gelobt sei Gott, der mein Gebet nicht verwirft, noch seine Güte von mir wendet. (Psalm 66 Vers 20)[65]

Auch in der folgenden Woche sind die Leukos nur bei 2,8, doch ich bekomme die Chemo. Wieder keine Reserve!

Wie wird es weitergehen? Werden wir als Familie gemeinsam in den von den Kindern sehnlichst gewünschten Urlaub fahren können? Wird die Chemo bis dahin vorbei sein? Sie muss noch neun Mal stattfinden und darf nur noch zwei Mal verschoben werden!

---

[65] *Die Bibel* nach Martin Luther, s.o.

14. Bis zum Zusammenbruch

Die Zitterpartie und das Angespanntsein gehen von Tag zu Tag weiter. Am 17. Mai lese ich im Epheserbrief:

Gott aber kann viel mehr tun, als wir von ihm erbitten oder uns auch nur vorstellen können. (Epheser 3 Vers 20a)[66]

Ja, wenn das so ist, dann müsste doch alles glattgehen, oder?

Nur einen Tag später lasse ich meine größere Tochter im dunklen Zimmer und mit geschlossenen Augen unter mein Tuch auf dem Kopf fassen. Sie spürt mit ihren Händen die ersten Stoppeln der nachwachsenden Haare. Ihr laufen Freudentränen über das Gesicht und sie hüpft vor Freude, als sei sie gerade zu Weihnachten beschert worden. Ich bin nur sprachlos und so froh, sie so gelöst zu sehen. Wie wird es wohl weitergehen?

Vor der nächsten Chemo kommt es mir vor, als spräche Gott mich ganz konkret an mit einer klaren und deutlichen Ansage an mich:

---

[66] Die Bibel, *Hoffnung für alle,* s.o.

Your mind engages in efforts to take control of a situation to bring about a result you desire. […] Determined to make things go your way, you forget that I am in charge of your life. […] Stop all your striving, and watch to see what I will do. I am the Lord![67]

Dein Verstand bemüht sich, eine Situation unter Kontrolle zu bringen, um ein gewünschtes Ergebnis herbeizuführen. […] Indem du entschlossen bist, dass die Dinge nach deinen Vorstellungen laufen sollen, vergisst du, dass ich für dein Leben verantwortlich bin. […] Lass deine Anstrengungen und achte auf das, was ich tun werde. Ich bin der Herr![68]

Und beim Bibellesen finde ich diese beiden Verse:

Doch ich verlasse mich auf den Herrn, ich warte auf seine Hilfe. Ja, mein Gott wird mich erhören. (Micha 7 Vers 7)[69]

Kann man wirklich noch mehr erwarten? Wenn Gott für uns ist, wer kann dann gegen uns sein? Gott, der für

---

[67] Sarah Young, s.o., May 21.
[68] Übersetzung der Autorin.
[69] Die Bibel, *Hoffnung für alle,* s.o.

uns seinen eigenen Sohn geopfert hat, sollte er uns noch etwas vorenthalten? (Römer 8 Verse 31 u. 32)[70]

Gott will mir also **alles** schenken. ER ist verantwortlich für mich. Ich darf alle meine Sorgen bei IHM abgeben, ich soll es sogar!

Die nächste Chemo findet statt. Meine Blutwerte sind wieder knapp, aber unverändert. Als sie es mir in der Klinik sagen, kommen mir die Tränen vor Dank. Gott vergisst mich nicht! Ich war ja so angespannt und völlig fertig, als ich in die Klinik kam. Jetzt freue ich mich, dass ich Chemo bekomme?! Was ist das denn? Wer freut sich eigentlich über Chemo?!

Im Philipperbrief, Kapitel 4, steht so was drin[71]. Das übersteigt wirklich meinen Verstand. Es wird mir hier ein innerer Friede versprochen, der vernunftsmäßig nicht zu fassen ist. So hoffe, bete und flehe ich wieder für die nächste Woche.

Auch die nächste Chemo findet statt, obwohl sich die Werte sogar noch etwas verschlechtert haben. Also noch knapper, gar keine Reserve!

---

[70] Die Bibel, *Hoffnung für alle,* s.o.

[71] Philipper 4 Verse 4 bis 7

B. und ich sprechen an diesem Tag kurz über den Glauben. Ihre Chemos finden immer statt, doch sie leidet auch sehr unter den Nebenwirkungen.

Herr, höre meine Stimme, wenn ich zu Dir rufe; sei mir gnädig und erhöre mich. (Psalm 27 Vers 7)[72]

Sei mir ein starker Hort, zu dem ich immer fliehen kann, der du zugesagt hast, mir zu helfen; denn du bist mein Fels und meine Burg. (Psalm 71 Vers 3)[73]

Am darauffolgenden Sonntag kann ich dann nur wieder staunen, wie Gott genau in meine Situation hineinspricht und mich herausfordert: „Schau nach vorne und nicht zurück. Was dient deinem eigentlichen Ziel? Sind es Beruf, Karriere, Familie, Erfolg, Ansehen? Oder ist es das himmlische Ziel? Dein Ziel sollte dich anspornen, nur so kannst du deine Prioritäten richtig setzen."[74]

Nach vorne schauen, trotz Krankheit, trotz Leukos beim nächsten Mal bei nur 2,45? Noch knapper geht es wirklich nicht. Dass die Chemo überhaupt stattfindet, ist ein Wunder. Was wird nächste Woche?

---

[72] *Die Bibel* nach Martin Luther, s.o.

[73] *Die Bibel* nach Martin Luther, s.o.

[74] Predigttext: Philipper 4 Verse 12 bis 21.

Obwohl ich das alles im Kopf weiß, verstanden habe und auch gerne umsetzen möchte, bin ich überhaupt nicht entspannt und gelassen. Gott ist doch alles möglich, aber mein Glaube ist so klein und mir fehlt der Friede.

Am 11. Juni findet die Chemo nicht statt. Ich bin fix und fertig. Wie es mir geht, weiß ich nicht zu sagen. Ich habe Angst, den Kindern schon gleich nach der Schule gegenüberzutreten, da ich nach der Chemo eigentlich erst nachmittags und nicht schon zum Mittagessen wieder da bin. Ich habe richtig Angst, ihnen die Tür zu öffnen. Das Gespräch mit den Ärzten in der Klinik war auch nicht sehr ermutigend. Ich wollte wissen, ob man messen könne, dass die Chemo wirksam sei. Das könne man wohl erst nach frühestens fünf Jahren oder auch nicht.

Wirkt die Chemo überhaupt? Ist sie wirklich nötig, oder ist gar kein Krebs mehr in mir? War das alles umsonst? Kommt der Krebs wieder?

Ich fühle mich ziemlich am Boden zerstört, habe viele Zweifel und Fragen.

„Herr, hilf mir und uns!“, ist alles was ich noch denken kann. Ist es denn Zufall, dass gerade für diesen Tag der

Bibelvers im Tageslosungsbuch aus Psalm 50 Vers 15 ist?

... rufe mich an in der Not, so will ich dich erretten und du sollst mich preisen.[75]

Auch die Nebenwirkungen der Chemotherapie machen mir jetzt verstärkt zu schaffen. Ich habe Schlafstörungen. Obwohl ich total erschöpft und müde bin, dauert es oft Stunden, bis ich einschlafen kann. Ich bin teilweise noch um zwei Uhr morgens wach. Wenn ich so im Bett liege, habe ich auch verstärkt Schmerzen in beiden Beinen. Sind meine Nervenenden nun doch geschädigt worden?

Wenige Tage später bin ich zur Vorbesprechung der Bestrahlungstherapie in die Klinik einbestellt. Meine große Angst ist, dass mein Lymphbereich bestrahlt wird und ich dann doch noch Ödeme im rechten Arm bekomme. Bisher habe ich keinerlei Anzeichen, was angesichts von 22 fehlenden Lymphknoten nur ein Wunder sein kann. Ich bin auch unruhig, ob sie mir erlauben werden, mit meiner Familie in den Urlaub zu fahren.

---

[75] *Die Bibel* nach Martin Luther, s.o.

Ich kann es kaum glauben, als ich höre, dass man den Lymphbereich nicht bestrahlen werde, dass der Urlaub kein Problem sei und dass es danach losgehen könne. Mein linker Arm ist sogar noch einen Zentimeter dicker als mein rechter. Wie geht das? Ich staune und mein Mann und ich fahren sehr erleichtert nach Hause.

Als ich meinem Sohn allerdings die gute Nachricht bringen will, um ihn zu ermutigen, und ihm einen Prospekt vom Bestrahlungsgerät zeige, bricht er in Tränen aus. Ich bin fassungslos und sehr erschüttert. Er sagt mir, dass er eine riesige Angst um mich hätte, nicht zuletzt eine Angst, mich zu verlieren.

Mir blutet das Herz.

In den folgenden Tagen schlafe ich aber dann besser und habe weniger Schmerzen in den Beinen. Gott hört das Gebet vieler treuer Beter auch für meine Familie, da bin ich mir sicher!

Vor der nächsten Chemo verbringe ich dann aber wieder eine schlechte Nacht. Als die Leukos dann um 1,2 Punkte auf 3,25 hochgegangen sind und die Neutrophilen auch hoch sind, ist die Erleichterung groß und die Hoffnung auf den gemeinsamen Urlaub steigt. Ich lasse meine Füße in Eis packen, während die Chemo in mich reintropft. Das ist zwar die reinste Folter, aber es hilft sehr gegen die Schmerzen. Jetzt nur noch fünf Chemos!

Als wenige Tage später der Kloß in meinem Hals zu einem hartnäckigen Husten wird, die erste Erkältung seit meiner Diagnose überhaupt, wenn das kein Wunder ist!, habe ich schon große Sorge, ob mein Körper das schafft. Die Amtsärztin hat erst kurz davor von der Möglichkeit einer Lungenentzündung gesprochen.

Wieder muss ich lernen loszulassen und zu vertrauen. Ich habe meine Gesundheit nicht in der Hand und kann sie mir auch nicht aussuchen. Was ich an diesem Sonntag in der Predigt lerne, ist, dass ich „ja“ sagen soll zu den Rahmenbedingungen meines Lebens, zum Beispiel zu meiner Gesundheit oder Krankheit. Nur wenn ich aufhöre zu hadern, kann ich Frieden finden.

Natürlich habe ich es mir in meinem Leben ganz anders vorgestellt. Aber was nützt mir dieser Gedanke? Ich wollte natürlich nicht eine so lange berufliche Pause einlegen. Aber sind denn elf Monate, so wie es jetzt aussieht, wirklich so lang, wenn ich die vielen noch bleibenden Berufsjahre anschaue? Geht es nicht gerade zuallererst darum, dass mein Körper wieder fit wird und Kraft hat für den normalen Alltag? Gerade habe ich sogar eine Haushaltshilfe, auch wenn wir auf einem Teil der Kosten sitzen bleiben.

Kann ich hinter all diesen Umständen Gottes Liebe zu mir sehen?

Kann ich glauben, dass ER diese Rahmenbedingungen, und dazu gehören auch meine familiäre Herkunft und alles schon Durchlebte, für mich so vorgesehen hat und sie kein Zufall sind?

Trotz aller Umstände, wie widrig sie auch sein mögen, darf ich sagen, dass Gott **dennoch** zu mir steht und mich durchträgt, dass ich mich auf IHN verlassen und mich IHM anvertrauen darf.

Hold my hand – and trust![76]

Halte meine (Gottes) Hand – und glaube![77]

Mir kommt mein Taufvers aus Jesaja 41 Vers 10 in den Sinn:

Fürchte dich nicht, ich bin mit dir;
weiche nicht, denn ich bin dein Gott.

---

[76] S. Young, s.o., June 24.
[77] Übersetzung der Autorin.

Ich stärke dich, ich helfe dir auch, ich halte dich durch die rechte Hand meiner Gerechtigkeit.[78]

Das soll und will ich neu versuchen, entgegen aller Ängste um Leben, Gesundheit, ob es mit der Chemo weitergeht. Kein Arzt, weder in der Klinik noch der Amtsarzt, kann mir irgendeine Gewissheit geben.

Am Morgen vor der nächsten Chemo trinke ich meinen „Kotz-Tee“ (Artemesia) und den Rote Beete-Saft schon vor dem Frühstück. Ich fühle mich richtig schlecht und auf dem kurzen Weg im Taxi zur Klinik wird mir schon übel. Die Chemo findet statt und meine Füße im Eis sind eine Tortur. Als ich am Ende den Brief mit den Blutwerten erhalte, kann ich es kaum fassen: Leukos bei 3,31!

Obwohl ich so froh und erleichtert bin, steigt die Anspannung wieder, je näher der nächste Termin rückt. Wie wird das wohl werden? Wird Gott meinen sehnlichen Wunsch erfüllen, so schnell wie möglich die Chemo hinter mich zu bringen? Was, wenn nicht? Zweifel kommen auf.

Und wieder stoße ich auf einen Vers, der genau das aussagt, was meine liebe Mutter mir so oft sagte, wenn ich

---

[78] *Die Bibel* nach Martin Luther, s.o.

verzagt war: „Und unter Dir sind ewige Arme, Eva-Maria!“ Und so verweist sogar mein englisches Andachtsbuch am Morgen des nächsten Termins auf den folgenden Vers:

Zuflucht ist bei dem alten Gott und unter den ewigen Armen. (5. Mose 33 Vers 27a)[79]

Egal, ob die Arme unter oder über mir sind, ich darf geborgen sein, und dass ich immer wieder auf so, für mich genau für den Moment, zutreffende Verse stoße, kann kein Zufall sein. Wenn ich an den Zufall glauben müsste, wäre ich ja wirklich arm dran und hätte nicht den geringsten Halt. Vom Kopf her lässt sich das alles nicht erklären, auch wenn ich das als „Kopfmensch“ gerne hätte, das muss ich schon glauben!

Glauben ist aber nicht immer so leicht und bei mir fließen auch Tränen der Angst, der Niedergeschlagenheit, der Verzweiflung, der Wut und des Frustes. Ich kann Gott nur anflehen. Wo soll ich denn sonst hingehen? Wer kann mir denn sonst wirklich helfen? Ruhig zu bleiben und zu vertrauen ist aber so schwer!!!

Ich bete Psalm 10 und das gibt mir Kraft:

---

[79] *Die Bibel* nach Martin Luther, s.o.

Als einer im Elend rief, hörte der Herr und half ihm aus ***allen***[80] *seinen Nöten.* (Vers 7)

[…] Denn die ihn fürchten, haben ***keinen***[81] *Mangel.* (Vers 10b)

Wenn das stimmt – wow! Das ist ja klasse!

Die nächsten beiden Chemos finden statt. Doch vor der vorletzten habe ich abends schon einen Zusammenbruch mit Tränen und Schluchzen. Mein Weg durch die Chemotherapie erscheint mir wie eine Achterbahnfahrt: Emotional geht es steil auf und ab, und das in rasendem Wechsel.

Die elfte Chemo kann nicht stattfinden und wird verschoben. Als ich wieder zu Hause bin, breche ich weinend zusammen und kauere versteckt auf dem Boden, da ich meinen Kindern nicht die Tür öffnen kann. Der letzte Puffer vor dem Urlaub ist verbraucht. Gott geht bis zum Anschlag. Es gibt keine Reserve mehr und wir hatten so gebetet und gehofft. Ob es doch noch klappt?

---

[80] Hervorhebung der Autorin.

[81] Hervorhebung der Autorin.

15. Gott *näht auf Kante*

Nur noch zwei Chemos. Nur noch? Hoffentlich!

Bei der nächsten Chemo sind die Neutrophilen hoch, auch wenn die Leukos nur bei 2,8 liegen. Die Ärztin meint: „Das ziehen wir jetzt durch." Auf meine Frage, ob es denn wirklich einen Unterschied mache, eine Chemo mehr oder weniger, bekomme ich schon zum wiederholten Male keine Antwort. Für mich ist das nicht befriedigend, denn woher weiß ich, ob es bei den teuren Chemo-Medikamenten nicht doch ums Geld geht? Bin ich nur eine „Nummer" unter vielen, bei der eben dieses Schema „durchgezogen" wird? Und wird die Chemo bei mir auch den erhofften Erfolg bringen und ein Rezidiv[82] verhindern?

Jetzt nur noch eine Chemo und nur noch eine Woche bis zum Urlaub.

Soll ich jetzt Urlaubsvorbereitungen treffen?

Ich entscheide mich dafür und fange an, unsere Sachen für fünf Personen vorzubereiten. Eine innere Stimme sagt mir: „Du musst nicht nur beten, sondern auch fest

---

[82] Wiederausbrechen der Krankheit

daran glauben, dass es klappt." Und ein sichtbares Zeichen, dass ich mit Gott rechne, sind diese konkreten Vorbereitungen. So bestelle ich für die Zeit des Urlaubs die Zeitung ab und stelle einen Antrag auf Lagerung unserer Post – beides von Anfang an. Die Option, dass ich vielleicht nachkommen muss, lasse ich außen vor. Irgendwie komme ich mir „mutig" vor. Aber was soll's. Jetzt will ich Schritte nach vorne machen.

Gegen Ende dieser Woche klingelt dann das Telefon. Ich bin ganz verdutzt und weiß erst gar nicht, wer am Apparat ist. Doch dann dämmert es mir. Meine Freundin D. hatte ja bei der Putzhilfe ihrer Vermieter nachgefragt, ob diese noch Kapazitäten frei hätte. Da ich aber so lange nichts gehört habe und bei den meisten meiner Bekannten die Putzhilfe nicht angemeldet werden will, hatte ich innerlich schon aufgegeben. „Dann putze ich eben selber, aber schwarz machen wir das nicht." Gott wird schon sorgen, irgendwie eben.

Die Dame am Telefon sagt mir, sie sei die Tochter der angefragten Putzhilfe und hätte Interesse. Als ich sie auf die Anmeldung anspreche, ist sie total offen und findet die Gründe, die ich dafür anführe, überzeugend. Ich traue meinen Ohren kaum. Am Ende dieses Telefonats vereinbaren wir, dass sie am Tag vor dem Urlaub bei uns vorbeikommt, wir gemeinsam die Papiere ausfüllen und sie dann noch vor dem Urlaub wegschicken. Direkt nach dem Urlaub will sie dann bei uns anfangen.

Das ist ja einfach unglaublich und unfassbar! Gott kommt genau rechtzeitig und nie zu spät! Jetzt habe ich bis drei Tage vor dem Urlaub jemanden vom Roten Kreuz und danach haben wir dann wie früher eine offiziell angemeldete Putzhilfe, die jede Woche einmal kommt.

An Zufall kann ich hier auf keinen Fall glauben. Das muss die liebend für mich sorgende Hand meines *Papas im Himmel* gewesen sein.

Noch in dieser Woche gehe ich zu meiner Frisörin, wie diese es vorgeschlagen hatte. Sie schaut sich meinen Kopf an und ist ganz begeistert. Meine Haare sind ganz regelmäßig gewachsen und schon bis zu 2 cm lang. Nur vorne und oben sind sie noch nicht so dicht. Ursprünglich wollte sie die ersten Haare nochmals abrasieren, da sie meist unbrauchbar seien, aber bei mir lässt sie alles, gibt mir gute Tipps und ein entsprechendes Shampoo, um die Sache weiter „anzuschieben“, wie sie es nennt. Froh und ermutigt gehe ich auch hier wieder nach Hause.

Als ich meine älteste Tochter frage, ob ich ihr denn nun mal meinen Kopf zeigen dürfe und ob sie es sehen wolle, sagt sie sogar „ja“. Sie „wuschelt“ mir sogar durch meine kurzen Haare und meint, ich könne doch Zuhause einfach so rumlaufen, draußen aber bitte noch nicht. Das will ich auch selber noch nicht, denn mir sind meine Haare wirklich noch zu kurz und oben viel zu lichte.

Aber was ist das schon für eine Erleichterung und Entlastung! Nun muss ich nicht mehr immer penibel das Bad zuschließen, damit sie nicht plötzlich aus Versehen hereinplatzt. Wieder fällt mir ein Stein vom Herzen. Meine Haare wachsen wieder, auch wenn es noch dauern wird, doch ich habe Hoffnung. Im Urlaub wollen alle, dass ich einfach so rumlaufe, denn dort kenne mich ja sowieso niemand.

Der Verlust meiner Haare durch die Chemo ist für mich persönlich trotzdem immer noch schwer zu tragen. Jeder Blick in den Spiegel erinnert mich daran und eine andere Frisur verändert doch mehr, als ich das bisher geglaubt habe.

Doch nun ist heißes Sommerwetter und ich kann im Haus auch einfach so rumlaufen!

Am letzten Wochenende vor dem Urlaub verabschieden wir uns offiziell von unserer bisherigen Gemeinde. Viele verstehen uns, andere aber auch wieder gar nicht. Der Abschied tut trotz alledem weh.

Mein Blick ist allerdings stark auf die hoffentlich letzte Chemo am darauffolgenden Dienstag gerichtet. Wird es klappen?

Angespannt gehe ich hin. Als ich die Blutwerte schon in der halben Zeit erfahre, bin ich platt. Es klappt. Die Leukos sind bei 2,89! Am liebsten würde ich einen Freudentanz aufführen und wie wild herumhüpfen. HALLELUJA!!!

Ich lasse mir sogar die Hände in Eis packen, denn bisher habe ich keinen einzigen tauben Finger oder Zeh. Ich hatte nie eine Grippe während der Chemo-Zeit und auch keine Ödeme!

Vor Aufregung, Freude und eiskalten Händen und Füßen ist natürlich nicht an Ausruhen und Schlaf während der Infusion zu denken. Wie werden sich die Kinder freuen! Ich kann mit in den Urlaub! Wir fahren alle gemeinsam los!

Zu Hause haben die Kinder Bilder und Plakate an die Wand gehängt, auf denen ganz dick „Party“ steht. Wir loben und danken Gott gemeinsam.

Gott *näht auf Kante*, ganz genau, aber eben nicht darüber hinaus! ER hat es im Griff!

16. Das ganz besondere Geschenk

Die Freude ist einfach unfassbar! Wir fahren alle fünf zusammen in den Urlaub, den wir schon vor zwei Jahren gebucht haben. Bevor es losgeht, treffen wir uns noch bei Freunden, die intensiv und regelmäßig privat und speziell in dieser Runde für mich gebetet haben. Unser aller Herz ist so voll Lob und Dank. Gott hat bis hierher durchgetragen. Einfach genial!

Ich bete und danke mit Tränen in den Augen. Das möchte ich nie vergessen, wie treu und gut es Gott gemacht und terminiert hat.

Hätte ich in den Urlaub fahren dürfen, wenn die Chemo ohne Verzögerungen durchgelaufen wäre und ich schon einen Monat früher fertig gewesen wäre? Hätte ich dann drei Wochen weg dürfen? Wäre der Abstand zur Bestrahlung, der in der Regel drei Wochen beträgt, dann nicht zu lange gewesen? Die Bestrahlung muss ja auf alle Fälle ohne Unterbrechung täglich, das heißt fünf Mal pro Woche, und insgesamt 28 Mal stattfinden. So ist zumindest die Auskunft im Juli.

Vor dem Urlaub werde ich nochmals zum Ausmessen einbestellt, so dass gleich am Tag nach meiner Rückkehr begonnen werden kann und die notwendigen Berechnungen schon gemacht sind.

So gerne habe ich, glaube ich, noch nie Koffer gepackt. Sonst ist das immer ziemlich stressig, für fünf Leute an alles zu denken.

Am Samstagmorgen recht früh wecke ich die Kinder und es geht endlich los. Ja, es geht los, und ich bin dabei!!!

Kurz bevor mein Mann den Motor anlässt, kommen mir noch Tränen vor Dankbarkeit. So überwältigt bin ich. Voller Freude treten wir die Reise an.

Wohlbehalten erreichen wir unser Feriendomizil an der Nordsee. Dort erleben wir drei ganz wunderschöne Wochen mit vielen herrlichen und sonnigen Tagen. Meine jüngste Tochter betet immer wieder laut und voller Innbrunst: *„Und danke, danke, danke, dass die Chemo vorbei ist und dass Mama mit im Urlaub ist! Und bitte mach, dass die Krankheit nie, nie, nie wiederkommt und niemand sonst krank wird."*

Alle zwei Tage mache ich morgens eine Stunde Sport ganz allein am Wasser entlang. Die Weite und auch die

Einsamkeit tun mir so gut. Ich bete, singe, schreie und fühle mich Gott ganz nah. Der Wind pfeift mir an manchen Tagen um die Ohren und ich bin einfach nur dankbar.

In der ersten Zeit spüre ich allerdings noch heftige Nebenwirkungen der Chemotherapie. Ein halbes Jahr Gift muss erst noch von meinem Körper verarbeitet werden. Meine Finger werden dick und meine Nägel fühlen sich an, als wollten sie abspringen. An einem Abend habe ich so dicke Füße, dass ich kaum in meine Schuhe passe. Dies ist glücklicherweise nach einem Tag wieder im Normalbereich. Meine Nägel an Händen und Füßen sind teilweise verfärbt, blutunterlaufen und sie schmerzen.

Weit weg von zu Hause und von bekannten Gesichtern traue ich mich jetzt endlich auch ohne Perücke und Kopfbedeckung raus. Im Wind spüre ich zum ersten Mal wieder meine eigenen Haare. Das ist ein ganz besonderes Gefühl!

Innerlich bin ich allerdings noch oft angespannt, unruhig, ängstlich und frustriert. Meine Ungeduld betrifft vor allem auch das Wachstum meiner Haare, Augenbrauen und Wimpern, die ich ebenfalls fast vollständig verloren habe.

Zwei besondere Highlights sind dann eine lange Radtour alleine mit meinem Sohn und ein Marktbummel nur mit meiner großen Tochter. Ich genieße es einfach, mich dem einzelnen Kind widmen zu können und ihm/ihr Zeit zu schenken.

Für meinen Sohn ist der Urlaub aber nicht nur „Sonnenschein". Er hat mehrfach Albträume und eines Tages erzählt er mir auch davon. Es sind immer die gleichen beiden Träume: Er träumt entweder, dass er morgens aufwacht und ich nicht mehr da bin, wie er es in meiner Krankheitszeit auch erleben musste, als ich unerwartet ins Krankenhaus kam, oder, dass die Ärzte kommen und mich abholen und wegnehmen. Da kann ich ihn nur in den Arm nehmen und meiner Gegenwart und Anwesenheit versichern.

Doch insgesamt genießen wir den Urlaub in vollen Zügen, machen „Fischpartys" mit frischem Fisch und selbst gepulten Krabben vom Markt, haben Spaß und freuen uns, zusammen zu sein.

Langsam fällt die Anspannung etwas ab.

Dankbar und gut erholt treten wir schließlich die Heimreise an und ich schaue gestärkt und optimistisch der Bestrahlung entgegen.

17. Alles vergeblich?

Gestärkt und erholt kommen wir nach einer reibungslosen Heimreise wieder zu Hause an. Fröhlich packen wir alle zusammen unsere Sachen aus.

Als die Kinder schon im Bett sind und ich noch den letzten Rest der Sachen sortiere, kommt mein Mann und hält einen Brief in der Hand, der mit Postzustellungsurkunde bei uns eingeworfen wurde. Ich solle mir den doch mal anschauen, irgendwie sähe er wichtig aus. Ganz erstaunt, dass trotz der Lagerung unserer Postsendungen etwas bei uns eingeworfen wurde, nehme ich den Brief zur Hand und öffne ihn. Als ich ihn lese, gleitet mir fast der Boden unter den Füßen weg. Das kann doch wohl nicht wahr sein! Ich habe mich durch die zwei OPs und die lange Chemo gekämpft, jetzt nur noch die Bestrahlung schaffen – ich bin doch fast am Ziel – und nun soll ich in den Ruhestand versetzt werden? Ich bin wie vom Blitz getroffen, die Tränen fließen und ich bekomme kaum Luft. Womit habe ich das verdient? Warum geschieht mir das? Was habe ich falsch gemacht? Wie „gemein“ ist das denn, mitten in den Sommerferien, wenn ich vielleicht niemanden erreichen kann, da alle im Urlaub sind. Ich dachte, es gehe alles seinen normalen Gang, sei reine Routine, die Erholungspause bis zur Reha stünde mir zu und danach beginne die Wiedereingliederung in meinen Beruf. Das alles wurde mir versprochen und jetzt das?!

Irgendwann liege ich erschöpft im Bett. Immer, wenn ich an den Brief denke, drückt es mir den Brustkorb zusammen. Ich schlafe hin und wieder ein, doch wenn ich aufwache, ist der Druck erneut da. Ich bete und flehe Gott um Hilfe an. So bekomme ich wieder etwas Luft. Auch mein Mann ist ziemlich fertig. Wir beten immer wieder gemeinsam und suchen Trost und Halt bei Gott.

Gegen Morgen wird mir dann ganz klar: Gott will mein **volles** Vertrauen!

Vertraue ich IHM wirklich, dass er auch jetzt die Sache komplett in der Hand hat, dass auch dies „an IHM vorbei musste“, bevor es mich traf und ER es zugelassen hat?

Beim Frühstück versuchen wir uns beide vor den Kindern nichts anmerken zu lassen. Auch das kostet große Anstrengung, doch damit dürfen wir sie einfach nicht auch noch belasten!

Anschließend ziehe ich mich in mein Arbeitszimmer zurück und bete noch einmal. Werde ich überhaupt jemanden erreichen, der zuständig ist und mir helfen kann?

Bevor ich das Telefon in die Hand nehme, schreibe ich noch eine Rund-Mail an alle die treuen Beter, die mich bisher durch meine Krankheitszeit „gebetet" haben. Dann beginne ich nach einem Stoßgebet zu telefonieren.

Am Nachmittag habe ich alle wichtigen Personen erreicht und auch diese konnten sich telefonisch bei den betreffenden Personen für mich einsetzen. Als dann am Nachmittag in der Klinik noch das Bestrahlungsfeld angezeichnet wird, kann ich mich noch einem sehr netten Bestrahlungsarzt vorstellen, der mich untersucht und eine ärztliche Bescheinigung ausstellt, die es mir erlaubt, ab sofort wieder zu arbeiten, auch wenn ich das eigentlich noch nicht müsste, und die ich meiner schriftlichen Stellungnahme beilegen kann.

Wieder zu Hause angekommen, erledige ich noch viel an Schriftlichem in dieser Angelegenheit und bin abends schon viel getroster. Der Druck hat etwas nachgelassen und ich merke ganz deutlich:

Gott lässt uns nicht im Stich. Es muss an IHM vorbei. Dass ich alle Leute erreicht habe und die nötigen Papiere bekommen habe, kann kein Zufall gewesen sein! Da hatte *mein Papa im Himmel* seine Hand darüber!

Am nächsten Tag beginnt die Bestrahlung. Als ich zwei Tage später endlich alle Papiere zusammen habe und meine Stellungnahme abschicke, bin ich schon sehr erleichtert.

Nun warte ich auf meinen Stundenplan. Wird er sich mit meiner Familie und den Bestrahlungsterminen vereinbaren lassen? Werde ich das alles schaffen? Wieder banges Warten.

Wenige Tage danach erhalte ich schon meinen Stundenplan. Er ist einfach super! Obwohl ich gar nicht explizit darum gebeten habe, beginnt für mich der Unterricht immer etwas später, und es ist dann sogar möglich, noch vor dem Unterricht den Bestrahlungstermin wahrzunehmen. So holt mich jeden Morgen das Taxi zu Hause ab, fährt mich in die Klinik und anschließend von dort in die Schule. Den Heimweg mache ich dann zu Fuß.

Als das neue Schuljahr beginnt, habe ich schon drei Wochen der Bestrahlung hinter mir. Es geht mir erstaunlich gut, ich bin zwar etwas müde, doch es zeigen sich zu diesem Zeitpunkt noch keinerlei Hautreizungen. Wie dankbar bin ich dafür! Wieder hat *mein Papa im Himmel* gesorgt.

In der Schule werde ich ganz herzlich und warm empfangen. Das freut mich sehr und es tut mir gut, wieder „dabei“ zu sein. Ich habe Freude, auch mit schwierigen Klassen.

So gehe ich getrost von Tag zu Tag und versuche eine Sache nach der anderen zu erledigen und mich nicht zu überfordern. Auch zwei weitere ärztliche Untersuchungsergebnisse ermutigen mich sehr. Schließlich kommen auch die Zusagen für die Kostenübernahme der Reha.

Natürlich ist der Schuljahresbeginn heftig. Das ist er immer, auch ohne vorherige Erkrankung. Auch für die drei Kinder gibt es viele Termine zu bewältigen. Ich versuche mich an Gott „festzuhalten“ auch bei Druck, Tränen und deutlich spürbarer „Dünnhäutigkeit“. Wir erleben in dieser Zeit auch einen ganz neuen Familienzusammenhalt zu fünft und spüren, dass Gott uns „durchträgt“ und hilft, alles zu organisieren und zu erledigen.

Gegen Ende der zweiten Schulwoche erwischt mich dann eine Erkältung, die mich zusätzlich schwächt. Als dann noch Druck im Beruf und menschliche Enttäuschung dazukommen, drückt mich das sehr nieder und meine „Lampe der Freude“, dass es wieder gut „läuft“, scheint plötzlich wie „ausgeknipst“.

Auf wen oder was kann ich mich überhaupt noch verlassen? Einmal verhalten sich Menschen so und dann reden sie sich wieder andersherum heraus. An einem dieser Tage stoße ich wieder auf eine Aussage in meinem englischen Andachtsbuch:

Thank me for your neediness, which is building trust-bonds between us.[83]

Danke mir für Deine Hilfsbedürftigkeit, die zwischen uns Bande des Vertrauens schafft.[84]

Hilflosigkeit als Chance also? Erschöpfung, Müdigkeit, volle Tage, Druck, Erkältung, Angst um meinen Arbeitsplatz als Chance?

Als die 28 Bestrahlungen vorbei sind, wird mir gesagt, es kämen noch acht weitere Bestrahlungen hinzu. Ich hatte mich so auf das Ende der Bestrahlungen gefreut und jetzt das! Inzwischen geht es mir auch nicht mehr so gut. Ich habe Schwellungen und Hautrötungen und

---

[83] Sarah Young, s.o., September 27.
[84] Übersetzung der Autorin.

habe Angst, dass ich offene Stellen bekomme. Werden meine Haut und mein Körper das neben der alltäglichen Belastung auch noch schaffen? Die Reha ist doch schon ausgemacht und nun ist gar nicht genug Pause davor. Werde ich die Reha dann überhaupt richtig machen können?

Abends falle ich oft völlig erschöpft und ausgelaugt ins Bett. An einem Abend sage ich Gott ganz offen, dass ich am Ende meiner Kräfte sei. Bevor ich einschlafe, kommen mir Bibelverse in den Sinn:

Er gibt dem Müden Kraft und Stärke ***genug***[85] *dem Unvermögenden. Männer werden müde und matt, und Jünglinge straucheln und fallen; aber die auf den HERRN harren, kriegen neue Kraft, dass sie auffahren mit Flügeln wie Adler, dass sie laufen und nicht matt werden, dass sie wandeln und nicht müde werden.* (Jesaja 40 Verse 28 bis 31)[86]

Und noch einer dieser jahrtausendealten Verse des Propheten Jesaja, der mir als Taufvers gegeben wurde, stärkt mich:

---

[85] Hervorhebung der Autorin.

[86] *Die Bibel* nach Martin Luther, s.o.

Fürchte dich nicht, ich bin mit dir; weiche nicht, denn ich bin dein Gott. Ich stärke dich, ich helfe dir auch, ich halte dich durch die rechte Hand meiner Gerechtigkeit. (Jesaja 41 Vers 10)[87]

Wie zeitlos aktuell ist doch die Bibel, Gottes Wort!

Ich schlafe ein und am nächsten Tag habe ich wieder die Kraft weiterzumachen. Gottes Treue macht mich wieder neu dankbar.

Nach siebeneinhalb Wochen ist die Bestrahlung endlich vorbei. Ich habe Schmerzen, Schwellungen und Rötungen, aber keine offenen Wunden. Als die täglichen Kliniktermine wegfallen, fühle ich schon eine große Entlastung.

Sechzehn Tage nach Ende der Bestrahlung trete ich dann meine dreiwöchige Reha an. Vor meiner Abreise versuche ich noch möglichst viel zu organisieren, aufzuschreiben und im Haushalt zu erledigen, damit es meiner Familie hoffentlich einigermaßen gut geht, wenn ich nicht da bin. Als „Familien-Mama“ kann ich irgendwie gar nicht anders.

Als die Kinder das Wort *Klinik* hören, läuten bei ihnen schon wieder die Alarmglocken, doch es gelingt uns,

---

[87] *Die Bibel* nach Martin Luther, s.o.

sie zu beruhigen. Nach ihrem ersten Besuch bei mir fällt es ihnen auch leichter.

In der Reha angekommen, ist alles so ungewohnt und ruhig. Ich bin in einer kleinen Klinik mit Frauen meines Alters, bei denen Brustkrebs diagnostiziert und therapiert wurde. Die Ärztin, der ich zugeteilt bin, liegt mir sehr. Doch der Rhythmus hier ist eine riesige Umstellung für mich. Ich entschließe mich auch, die Perücke nicht mehr zu tragen, und muss mich erst an mein Aussehen gewöhnen. Wenn ich in den Spiegel schaue, denke ich oft, es schaut mich eine fremde Frau an. Meine Haare sind wieder ein ganzes Stück gewachsen und jetzt viel dichter geworden. Trotzdem sind sie noch ziemlich kurz. Werde ich den Mut haben, auch zu Hause ohne Perücke und Kopfbedeckung rumzulaufen und auch in der Schule?

Die Therapieangebote tun mir gut. Es ist viel Bewegung und Sport dabei. Allerdings schlafe ich viel schlechter als zu Hause und wache nachts sehr oft und sehr früh auf. Die Gesprächsthemen und Vorträge kreisen um das Thema Brustkrebs. Werde ich es schaffen? Wird der Krebs wiederkommen? Werde ich ganz gesund werden? Muss ich nun sagen *ich habe Krebs* oder darf ich sagen *ich hatte Krebs*? Gott hat mir doch die

Zusage aus 2. Könige 20 Vers 5 gegeben, dass er mich gesund machen wird. Wieder kreisen meine Gedanken.

Als ich eines Morgens erneut in meinem englischen Andachtsbuch lese, stoße ich auf die zum Text angegebenen Bibelstellen und lese sie alle nach. Eine Stelle spricht genau in meine Situation, die von Angst und Zweifeln geprägt ist. Gott spricht hier zu Jakob, der allein und voller Angst auf der Flucht ist und nicht weiß, wie sein Leben aussehen wird:

Und siehe, ich bin mit dir und will dich behüten, wo du hinziehst, und will dich wieder herbringen in dies Land. ***Denn ich will dich nicht verlassen, bis ich alles[88] tue, was ich dir zugesagt habe.*** (1. Mose 28 Vers 15)[89]

Alles?! Das ist ja genial! Na dann ist Gott noch eine ganze Weile bei mir! Die Zusage aus 2. Könige steht!

Es war ein steiniger Weg, den Gott mir durch die Erkrankung zugemutet, aber eben auch *zugetraut* hat.
Ist das nicht ein Kompliment?!

---

[88] Fettdruck und Hervorhebungen durch die Autorin.
[89] *Die Bibel* nach Martin Luther, s.o.

Am Wochenende in der Mitte meines dreiwöchigen Reha-Aufenthaltes werde ich dann durch unvorhersehbare und plötzliche familiäre Umstände in der nahen Verwandtschaft ziemlich jäh herausgerissen. Ich sehe und spüre, wo Dinge zu tun sind und wo Hilfe nötig ist. Also packe ich an, obwohl es mir überhaupt nicht gut tut. Als ich abends wieder in der Reha-Klinik bin, breche ich weinend zusammen. Mein Erholungswert ist unter den Nullpunkt gerutscht, ich fühle mich körperlich schlecht, zittrig und einfach schwach. Werde ich mich in der verbleibenden Zeit noch erholen können, um genug Kraft zu haben, meinen Alltag zu bewältigen und mein altes Deputat an der Schule zu erfüllen, wie sie es von mir verlangen?

Musste das jetzt sein? Darf ich nicht mal drei Wochen aufatmen? Ich war doch gerade auf einem guten Weg, die Krankheit auch kognitiv und seelisch zu verarbeiten. Kann das in so kurzer Zeit noch klappen?

Ein Losungsvers macht mir Mut:

Du bist ein Gott, der mich sieht. (1. Mose 16 aus Vers 13)[90]

---

[90] *Die Bibel* nach Martin Luther, s.o.

Dies sagt eine Frau, die sich wirklich in der Wüste befindet und halb verdurstet zusammenbricht. Ja, Gott sieht mich, auch in meinem Zusammenbruch. Vorsichtig tastend gehe ich die folgenden Tage der Reha an, immer noch sehr „dünnhäutig" und nah am Wasser gebaut.

Bei Sarah Young lese ich:

> *Your sense of security must not rest in your possessions or in things going your way. I am training you to depend on me alone. [...] Instead of grasping and controlling, you are learning to release and receive.*[91]

> Dein Sicherheitsgefühl sollte nicht auf deinem Besitz oder auf Dingen, die nach deinem Plan laufen, beruhen. Ich übe mit dir, dass du dich auf mich allein verlässt. [...] Anstelle die Dinge festzuhalten und zu kontrollieren, solltest du lernen loszulassen und zu empfangen.[92]

Loslassen, empfangen, die Zeit in der Reha als Geschenk annehmen, das soll ich.

An diesem Tag erhalte ich Post von einer Freundin. Auf ihrer Karte befindet sich ein gedeckter Tisch inmitten eines Blumenparadieses. Sie wünscht mir, dass ich die

---

[91] Sarah Young, s.o., November 7.

[92] Übersetzung der Autorin.

Reha wie diesen Tisch erleben kann. Wie passend! Genau das brauche ich jetzt. Und wieder lese ich in dem englischen Andachtsbuch:

This is a time of abundance in your life. [...] After plodding uphill for many weeks [...] I want you to enjoy to the full this time of ease and refreshment. I delight in providing it for you. Sometimes My children hesitate to receive My good gifts with open hands. Feelings of false guilt creep in, telling them they don't deserve to be richly blessed. This is nonsense-thinking, because no one deserves anything from Me. My kingdom is not about earning and deserving; it's about believing and receiving.[93]

Dies ist eine Zeit der Fülle in deinem Leben. [...] Nachdem du wochenlang mühsam bergauf gestapft bist [...] möchte ich, dass du diese Zeit des Wohlbefindens und Auftankens vollständig genießt. Es bereitet mir Freude, dir das zu schenken. Manchmal zögern Meine Kinder, Meine guten Geschenke mit offenen Händen anzunehmen. Falsche Schuldgefühle schleichen sich ein und sagen ihnen, dass sie es nicht verdienen, so reich gesegnet zu werden. Diese Gedanken sind Unsinn, denn niemand hat irgendetwas von Mir verdient.

[93] Sarah Young, s.o., November 12.

In Meinem Reich geht es nicht um das Verdienen, sondern um Glauben und Empfangen.[94]

Nach meinem Tiefpunkt und Zusammenbruch geht es nur langsam und sehr „dünnhäutig“ aufwärts. Und dann dieses obige Wort an mich heute! Dieses Datum im Andachtsbuch könnte doch genauso ein ganz normaler Arbeitstag sein, doch dieser Text steht da hier, jetzt und heute in meiner Situation in der Reha und spricht hier ganz genau hinein. Das kann kein Zufall sein! Wenn ich an Zufälle glauben müsste, hätte ich wohl schon längst aufgegeben.

Doch in dem Text für diesen Tag steht noch mehr:

> *[…] you are now traipsing through lush meadows drenched in warm sunshine. […]*

> […] im warmen Sonnenschein schlenderst du nun über üppige Wiesen.[95]

Und genau dies darf ich gerade erleben! Es ist November und seit über einer Woche ist es tagsüber sonnig und sehr warm, so dass man keine Jacke braucht. Es ist wie im Frühling. Der Blick aus meinem Zimmer geht auf Wiesen, Hügel und Schafe. Ich treibe viel Sport

[94] Übersetzung der Autorin.
[95] Übersetzung der Autorin.

draußen in der Natur, in der Sonne und auf den immer noch sehr grünen Wiesen. Das ist für diese Jahreszeit völlig ungewöhnlich, aber Gott stellt mir diese üppigen Wiesen auch noch real und konkret vor Augen. Ich darf es wissen, sehen und erleben!

Wie alles weitergehen wird, wie der Alltag dann wieder werden wird, all das weiß ich nicht, aber dieses Bild werde ich in meinem Herzen behalten.

Epilog – an die Leser dieses Buches

Das Ende dieses Buches ist noch lange nicht das Ende meines Weges. Ich habe all dies aufgeschrieben, weil ich mir wünsche, dass andere Menschen, die auch durch ein Tal gehen müssen, sei es durch Krankheit oder aus anderen Gründen, ermutigt und gestärkt werden und sie von der Kraftquelle erfahren, aus der ich in dieser Zeit geschöpft habe und immer noch schöpfe.

Ich selbst bin eher ein „Kopfmensch" und möchte die Dinge erklären und begreifen. Allerdings habe ich gemerkt, dass dies nicht immer möglich ist. Glaube bedeutet, loszulassen, nicht zu sehen und doch zu vertrauen. Es übersteigt meinen Verstand. Letzteres musste ich lernen, Stück für Stück zu akzeptieren. Nur so konnte ich zu einem inneren Frieden finden.

Dieser tiefe innere Friede, der all mein Denken übersteigt und nicht in mein begrenztes Gehirn passt, ist nur bei Gott meinem Schöpfer zu finden, der mich ganz genau kennt. Es lohnt sich, um diesen Frieden zu kämpfen und zu ringen, Tag für Tag.

Meine Krankheits- und Therapiezeit hat mir deutlich gezeigt, dass ich mich nur auf Gott verlassen kann. Er enttäuscht mich nicht und kommt auch nicht zu spät. Menschen enttäuschen, Rahmenbedingungen und Lebenssituationen können einen niederschmettern, doch Gott steht zu seinem Wort, das ich in der Bibel finde. Die Texte sind, auch wenn sie teilweise schon einige tausend Jahre alt sind, immer noch brandaktuell und sprechen direkt in meine Lebenssituation hinein.

Ich wünsche Ihnen, liebe Leser, dass auch Sie sich auf das lohnende „Wagnis des Glaubens" einlassen können und von Gott durch schwere Lebenssituationen „getragen" werden. Probieren Sie es aus. Es lohnt sich!

Wie sicher aus meinen Ausführungen hervorgeht, war der Weg nicht leicht und wird es auch in Zukunft nicht immer sein. Doch mein Leben hat eine Tiefe gewonnen, die es vorher nicht hatte. Dafür bin ich unendlich dankbar.

Was die Zukunft betrifft, möchte ich mich weiterhin auf Gott verlassen. Dass dies nicht immer einfach ist, weiß ich inzwischen nur zu genau. Wer weiß schon, was noch alles kommt?

Was ich wissen darf, ist, dass Gott zu seinem Wort und seinen Zusagen steht. Darüber freue ich mich!

So schließe ich mit zwei Zitaten, die mich sehr angesprochen haben, und von denen ich mir wünsche, dass auch Sie, liebe Leser, diese eines Tages von Herzen mitsprechen können:

Dich will ich loben, Herr, und mich freuen über alles, was du mir geschenkt hast. Über das Leichte, das Schöne, das Unerwartete und Wunderbare und über das Schwere, weil genau das, im Rückblick betrachtet, meinem Leben Tiefe gegeben hat.[96]

If ***I***[97] *look back on* ***my*** *journey thus far,* ***I*** *can see that days of extreme weakness have been some of* ***my*** *most precious times. Memories of these days are richly interwoven with golden strands of* ***God's*** *intimate Presence.*[98]

Wenn ich auf meinen Weg bis hierher zurückschaue, sehe ich, dass Tage extremer Schwäche meine wertvollsten Zeiten waren. Die Erinnerungen an diese Tage

---

[96] Text aus der Redaktion von *Die Losungen 2015 – Gottes Wort für jeden Tag*, 285. Ausgabe, Friedrich Reinhardt Verlag, Lörrach/Basel, 2014.

[97] Fettgedruckte Änderungen des Zitats durch die Autorin: *I* statt *you*, *my* statt *your*, *God's* statt *My*.

[98] Sarah Young, s.o., September 27.

sind eng verknüpft mit goldenen Fäden von Gottes ganz persönlicher Nähe.[99]

Gott hat mein Gebet damals beim Sport morgens am Strand auf der Isle of Wight gehört und ER hat geantwortet, aber ganz anders, als ich es mir vorgestellt habe!

[99] Übersetzung der Autorin.

Danken möchte ich meiner Familie

und all den Menschen,

die mich in vielfältiger Weise unterstützt

und für mich gebetet haben.